エピソードを見逃すな！
徐々に進行する疾患への連携アプローチ

内山富士雄　西村真紀　編

プリメド社

はじめに

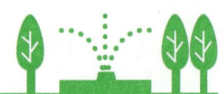

　筆者の診療所では毎日，全職種が集まって15分間のカンファレンスが行われている。そこではどんな些細なことでも気になることを出してもらうようにしている。ある日，事務員が報告をした。「○○さん。なんだか最近人が変わったみたいで不機嫌な感じでイライラしていて，いつものガーデニングの話をもちかけたら無視されて，私，嫌われてるんでしょうか？」。「気にしないほうがいいよ」とみんなで事務員に声をかけてカンファレンスを終えた。診察室での様子はいつもと変わらなかったので，そうかなあ？　と思っていたがカルテには事務員の報告を記載しておいた。その後，受診時に気分の問題に触れてみるとうつ状態にあることが判明した。

　診療とはあまり関係のなさそうな話題のなかに私たち医師がはっとする情報が隠されていることがある。定期受診の患者さんのちょっとした変化に診察室で気づくことは少なく，新たな疾患を見逃しているのではないか？　早期発見のためにはどうすればよいか？　その答えの一つがこのカンファレンスでの些細な情報である。たとえば，「診察券を返してもらっていない，とクレームがありました。結局はバッグにあったんですけどね（認知症）」，「今日は歩かずタクシーできていました（心不全）」，「検査の説明を理解してもらえずとても時間がかかりました（認知症）」，「あのやさしい息子さん。待合室では絶対にお母さんと離れた席に座るんですよね（DV）」など。患者さんや家族からのドアノブコ

メントに診断のヒントが隠されていることもある。「おっちょこちょいだから一昨日，つまづいちゃって転んだんです（パーキンソン病）」，「私の不眠の原因はこの人（夫）のいびきですよ（睡眠時無呼吸症候群）」など．

　本書は，主訴→問診→診断→治療という医学の王道ではなく，エピソード（症状）→疾患を疑う→問診→診断という，もしかしたら私たちが何気なく行っている診断プロセスを疾患別にまとめた画期的なものである．索引では疾患を引くのではなくエピソードを引けるようになっている．慢性疾患の患者さんがあえて訴えることがなく徐々に進行する疾患を私たちはいかに早期に見つけることができるのか？　そのヒントが，患者さんの普段をよく知るプライマリ・ケアの現場ならではのチーム医療にある．スタッフ，家族，ときには本人のちょっとした気づき，疑問，感情などを「へえー．そうなんだ」で終わらせず，ぜひプロブレムリストにあげて診断へとつなげてほしい．読者の皆様が本書を読むと，きっと「ある．ある」と思うエピソードが満載だと思う．その「ある．ある」が診断に結びつく重要な情報へと生まれ変わることにこの本が役立てれば幸いである．

2015 年 5 月 20 日

西村真紀

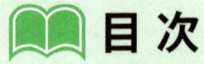
目次

はじめに …………………………………… 西村 真紀 …… 2

1　認知症 ……………………………………… 西村 真紀 …… 8
2　うつ病 ……………………………………… 北西 史直 …… 13
3　アルコール依存症 ………………………… 平山 陽子 …… 18
4　向精神薬の副作用 ………………………… 田原 正夫 …… 25
5　パーキンソン病 …………………………… 木村 眞司 …… 31
6　高齢者のてんかん ………………………… 豊島 　元 …… 35
7　慢性硬膜下血腫 …………………… 関根 有沙　高栁 　亮 …… 39
8　心不全 ……………………………………… 菅野 哲也 …… 45
9　心筋症 ……………………………………… 本村 和久 …… 50
10　COPD（慢性閉塞性肺疾患） …………… 大島 民旗 …… 56
11　成人の喘息 ………………………………… 富田さつき …… 60
12　肺結核 ……………………………………… 福島智恵美 …… 64
13　睡眠時無呼吸症候群 ……………………… 浜野 　淳 …… 68
14　慢性膵炎 …………………………… 高添明日香　古屋 　聡 …… 73
15　膵がん ……………………………………… 雨森 正記 …… 78
16　肝がん ……………………………………… 小宮山 学 …… 81
17　炎症性腸疾患 ……………………………… 土肥 直樹 …… 86
18　糖尿病合併症 ……………………………… 横井 　徹 …… 91
19　甲状腺機能亢進症・低下症 ……………… 松村 真司 …… 98
20　慢性腎不全 ………………………………… 西岡 洋右 … 103

21	電解質異常	長谷田真帆　山本　亮	109
22	高齢者の鉄欠乏性貧血	菅野　圭一	115
23	関節リウマチ	山田　康介	121
24	リウマチ性多発筋痛症	横谷　省治	126
25	気づかれにくい高齢者の感染症	中村　明澄	133
26	DV・虐待・ネグレクトの痕跡	井階　友貴	137
27	発達障害	吉村　学	143
28	思春期の摂食障害	喜瀬　守人	147
29	本人が気づいていない妊娠	大橋　博樹	153
30	性感染症	中山久仁子	158
31	HIV感染症（AIDS）	遠井　敬大	163
32	更年期障害	齋木　啓子	168
33	卵巣腫瘍	大野　毎子	173
34	緑内障	鈴木　富雄	177
35	副鼻腔炎	齊藤　裕之　中嶋　裕	183
36	薬物（麻薬・覚せい剤・その他）中毒	星野　啓一	187
37	薬の効果が出なくなった	朝倉健太郎	192

おわりに	内山富士雄	198

著者一覧		6
患者さんの訴え・スタッフの気づきからの索引		200
索引		206

著者一覧

編集者（五十音順）

内山　富士雄	内山クリニック(茅ヶ崎市)
西村　真紀	あさお診療所(川崎市麻生区)

執筆者（五十音順）

朝倉　健太郎	大福診療所(桜井市)
雨森　正記	弓削メディカルクリニック(滋賀県竜王町)
井階　友貴	高浜町国民健康保険和田診療所／福井大学医学部地域プライマリケア講座
大島　民旗	西淀病院
大野　毎子	唐津市民病院きたはた
大橋　博樹	多摩ファミリークリニック(川崎市多摩区)
菅野　圭一	渋川市国民健康保険あかぎ診療所
菅野　哲也	荒川生協診療所(荒川区)
喜瀬　守人	久地診療所(川崎市高津区)／医療福祉生協連家庭医療学開発センター(CFMD)
北西　史直	トータルファミリーケア北西医院(富士市)
木村　眞司	松前町立松前病院
小宮山　学	ありがとうみんなファミリークリニック(平塚市)
齋木　啓子	ふれあいファミリークリニック(足立区)
齊藤　裕之	萩市民病院総合診療科
鈴木　富雄	大阪医科大学附属病院総合診療科
関根　有沙	前橋協立診療所
高添　明日香	山梨市立牧丘病院
高柳　亮	前橋協立診療所
田原　正夫	おくだ在宅クリニック(京都市)
遠井　敬大	川崎セツルメント診療所(川崎市幸区)
土肥　直樹	相模原市国民健康保険内郷診療所
富田　さつき	富田医院(小田原市)
豊島　元	とよしまファミリークリニック(福岡市中央区)
中嶋　裕	山口県立総合医療センターへき地医療支援部
中村　明澄	向日葵ホームクリニック(千葉市花見川区)
中山　久仁子	マイファミリークリニック蒲田
西岡　洋右	西岡記念セントラルクリニック(志摩市)
西村　真紀	あさお診療所(川崎市麻生区)
長谷田　真帆	東京大学大学院医学系研究科 社会医学専攻
浜野　淳	筑波大学医学医療系
平山　陽子	王子生協病院内科
福島　智恵美	柳原病院
古屋　聡	山梨市立牧丘病院
星野　啓一	あびこ診療所(我孫子市)
松村　真司	松村医院(世田谷区)
本村　和久	沖縄県立中部病院プライマリケア・総合内科
山田　康介	更別村国民健康保険診療所(北海道家庭医療学センター)
山本　亮	佐久総合病院総合診療科
横井　徹	横井内科医院(高松市)
横谷　省治	筑波大学医学医療系北茨城地域医療教育ステーション
吉村　学	宮崎大学医学部附属病院地域医療・総合診療医学講座

エピソードを見逃すな！
徐々に進行する疾患への連携アプローチ

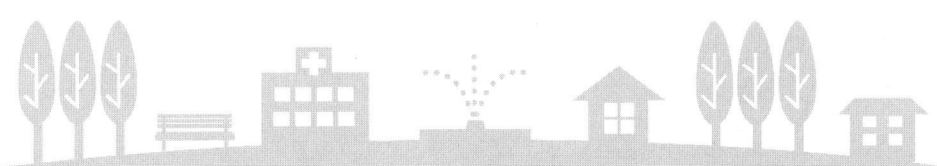

1 認知症

西村　真紀

- 認知症の初期では，患者さんも日常の行動や慣れている行動は普通にできるため，定期受診のときに診察しただけでは，その症状を見抜くのはむずかしいことが多い。
- そのため，患者さんや付き添いの家族などから，「何となく調子が悪い」という話を引き出すのが重要である。
- 普段と違う訴えでの受診時，検査の説明，とくに日程説明で何度も繰り返し説明しなくてはならないと看護師が気づくことが非常に多い。
- 「何となくおかしい」と最初に気づくのは受付スタッフの観察によることが多い。
- 受付では，受診日間違い，処方箋を渡すときに診察室での説明がわかっていないことに気づく，何となく話が通じない，などの気づきが重要な情報となる。

患者さん・家族の訴えから

エピソード例

- (本人)「大事な約束を忘れてしまった。私，認知症じゃないかと思う」
- (家族)「同じことを何度も繰り返し聞いたり話すようになったんです」
- (家族)「さっきいったことを忘れているんです」
- (家族)「料理の味がおかしくなった。調味料を間違えてるみたい」

▶ 認知症の初期の症状は物忘れからはじまる。それを一番先に気づくのは実は患者さん本人である。物忘れが原因で今までになかった生活上の失敗は本人にとってショックなことである。

▶ 認知症は患者さんよりも家族が相談に来院することのほうが多い。普段一緒に生活しているからこそ気づくことがある。

受付・会計窓口で気づくこと

エピソード例

▶ 受診日を間違う

- ▶支払いがうまくいかない
- ▶あまりしゃべらない人が多弁になり話が要領を得ない
- ▶話をそらして説明を聞こうとしない
- ▶会話のなかで取り繕いがみられる
- ▶保険証を何度も出してくる。保険証を返却したにもかかわらず，「診察券返してもらっていません」といわれることがある
- ▶認知症の初期は診察室での診察，看護師の行う検査などは受動的で本人も慣れているため，何の問題もなく終わってしまうが，受付や会計でのやりとりができないことが多い。
- ▶診療所で初期の認知症に最も早く気づくのは受付の事務職員である。
- ▶受診時に物忘れについて質問し，家族と話す機会にたずねてみるとやはり認知症が疑われ，早期に診断，治療に結びついた例が多数ある。
- ▶普段から，受付スタッフには患者さんの様子で何となくおかしいと感じたら，ミーティング時等で報告するように伝えておく。

🔊 問診で気づくこと

エピソード例

- ▶受付で申し込んだはずの検査を申し込んでいないという。診察室で「今日は〇〇の検査をする日ですね」というと「聞いてない」，「いくらですか？」と予約したことを忘れている
- ▶毎回同じことを質問して，前回のカルテで説明，納得しているはずのことをまた聞いてくる
- ▶説明に対して「はい。はい」とあまりにも早く即答してくる患者さんは理解できているとは思えず，認知症を疑うことがある
- ▶普段の診察ではない検査や健診のときに会話のなかで気づくことが多い。
- ▶話の長い患者さんのなかに認知症を疑わせる言動がある。

🔊 看護師が気づくこと

エピソード例

- ▶検査の日程の説明が伝わらない
- ▶何度も説明が必要
- ▶説明全般に非常に時間がかかる

- ▶表情を変えずにしゃべる
- ▶指示が伝わっておらずトイレをさがしてウロウロしている
- ▶採尿したカップの提出場所がわからずカップを受付にもってくる

- ▶看護師は検査の説明などで患者さんと会話をすることが多いため，認知症に気づくチャンスが多い。
- ▶アルツハイマー型認知症の最初の症状は時間の前後，日時がわからなくなることである。
- ▶「何となくへん」と感じる患者さんもカンファレンスで認知症の疑いで報告される。
- ▶もともとのキャラクターと思える場合も，報告してもらうと早く診断に結びつく。
- ▶アルツハイマー型認知症の症状では場所がわからなくなるため，診療所内で迷っている状況も認知症を疑わせる。

🔊 診察所見で気づくこと

エピソード例
- ▶下着を何枚も着ている
- ▶パジャマを下に着ている
- ▶季節外れの服を着ている
- ▶着替えに異常に時間がかかる
- ▶服や体が汚れている
- ▶着ている服に洗濯された様子がない
- ▶尿臭がする

- ▶身だしなみを見ることで認知症を疑う例は多い。
- ▶慢性疾患で通院中の場合，一連の診察には慣れており，診察の指示に対して，たとえば「胸の音を聴きますので服をあげてください」などには初期の認知症の人なら理解できることが多い。

🔊 ドアノブコメントで気づくこと

- ▶患者さん本人から「認知症かもしれないので頭のMRIをとってほしい」などの訴えは，認知症ではなくメディアの影響などで，心配性の人が圧倒的に多い。

▶認知症の初期は認知症であることを否定したい，とくに知っている人（主治医など）には隠したいという気持ちが働くためストレートに聞いてこない。
▶上述のように，診察中に「何かへんだ」と感じたら，「最近，何かお困りのことはないですか？」と水を向けるとよい。
▶本当に認知症を心配している人は困った顔で「失敗しちゃって……」と打ち明けることがある。

プライマリ・ケア医として次にすべきこと
●本人・家族への説明とガイダンス
▶「何となくへんだ」と初期の認知症を疑う症状を何となく感じ，不安を覚えていても，患者さんや家族は，認知症専門施設への受診にはかなり抵抗を感じる。
▶このような不安を気軽に相談できる場としてプライマリ・ケア医の存在は大きい。
▶「物忘れが気になっている方はぜひご相談ください。治る病気が原因のこともあります」というポスターを院内に貼っておくのもよい。
▶院内で認知症の疑いを感じたら，家族に連絡してみる。家での様子を聞き，診療所でのエピソードを伝える。
▶改めて家族と一緒に受診してもらい，検査をして治る認知症をみつけることもできる。
▶認知症を早期発見することによって人生をよりよく生きていくためにできることがある，と伝えて認知症の患者さんを家族と診療所や地域で支えることの大切さを伝える。

●確定に向けて
▶認知症を疑ったら，
　①家族と話し合い
　②本人に問診（①と②は逆の場合もある）
　③認知症のテスト
　④認知症の疑いがあれば治る認知症があること，四大認知症（アルツハイマー型認知症・レビー小体型認知症・脳血管性認知症・前頭側頭型認知症）の経過の説明

⑤検査
⑥診断(確定はこの段階でつかないことが多いことも説明する)と今後のケアについての話し合い。

▶認知症は治すことよりも理解してつきあいながらよりよく生きるための工夫やケアが大事である。したがって,仮に診断を大病院でしたとしてもその後のフォローアップは家族,生活,地域を知っているプライマリ・ケア医のほうが向いている。

2 うつ病

北西　史直

- 睡眠障害は頻度が高く，毎回，食欲，睡眠，排尿，排便の様子を確認しておくとよい。
- 精神症状よりも身体化症状や長引く風邪などと訴えることが多い。
- 沈んだ表情は参考になるが，微笑んで繕ったり，逆にいらいらしていることもある。
- 予約外の月曜日受診（休日明け）は要注意である。
- 自分なりの対処行動やライフイベントがヒントになる。普段からの適度な雑談が重要である。

患者さん・家族の訴えから

エピソード例

- (本人)「健診(血液検査)をしてほしい」
- (本人)「睡眠薬をください」
- (本人)「風邪がなかなか治らなくて，点滴してください」
- いきなり「私，うつ病では？」という訴えはほぼない。
- 睡眠障害は要注意である。
- だるい，しびれる，微熱などのやや漠然とした症状や毎回変わる不定な症状も要注意である。
- 自分はうつ病（精神的な疾患）になるなどと思っていない，否定したいことが多く，他の疾患と自己診断していることが多い。

受付・会計窓口で気づくこと

エピソード例

- 会計時の口数が少ない
- 待合室での表情が硬い，暗い
- いつもいい人だったのに最近いらいらしている
- いつも時間どおりだったのに遅刻した

- ▶いつも月1回夕方受診していたのに，月曜日の朝に暗い顔をして受付に
- ▶抑うつ気分や易疲労感から，受付や待合室での表情の変化に気づくことがある。
- ▶焦燥感から，いらいらやクレームとして現れることがある。
- ▶精神運動制止や易疲労感から，おっくうになり，予約時間に遅れることがある（性格からドタ・キャンは少ない）。
- ▶予約外の月曜日受診（休日明け）に注意する。週末に休養すればよくなるだろうと自分を励ましていたが，当日になって，会社や学校にいけないとSOSで来院することがある。

問診で気づくこと

エピソード例

- ▶最近栄養ドリンクを飲んでいる
- ▶多くに睡眠障害（中途覚醒・早朝覚醒のタイプが多い）や食欲不振（ときに炭水化物などの食欲亢進）があり，定期通院の患者さんに，食欲，睡眠，排尿，排便は必ず聞くようにしている。
- ▶体調の変化を嗜好品（タバコ，コーヒー，紅茶）や医薬品（OTC）で対処していることが多い。
- ▶ライフイベント（死別，結婚，離婚，出産，異動，転居），仕事への影響（スランプ），家事への影響，家族関係（夫や家族への不満）が発見のヒントになることがある。日頃から良好な関係を築き，適度な「雑談」が必要である。

看護師が気づくこと

エピソード例

- ▶普段は血圧を測って，「お変わりないですね」で終わっていた診察前の問診で体調不良や不眠を訴えられる
- ▶診察の時間が終わったあと，いい足りない表情を浮かべていた
- ▶いつもと髪形，服装，化粧など身だしなみが違う，おかしい
- ▶医師の診察前の問診やバイタルチェック時に気づくことも多い（表情や訴え）。
- ▶医師の診療で自分のつらさを気づいてもらえなかったとき，不満げな表情が出ることがある。

▶なんとか受診にはたどりつけているが，実際は余裕がなく，それが身だしなみの変化として出ることがある。

🔊 診察所見で気づくこと

エピソード例
▶表情の硬さや動さの緩慢さ
▶体重減少（ときに増加）
▶頻脈，発汗，手の震え
▶会話のなかで涙ぐむ

▶「微笑みうつ病」という言葉があるように，身体診察そのものでわかることが少ない。
▶上記の［エピソード例］のような所見で気づくことがある。

🔊 ドアノブコメントで気づくこと

エピソード例
▶睡眠導入薬を頓服で処方したあと，「心療内科にいったほうがよいでしょうか」
▶軽い風邪の診療のあと，「実は……」
▶医師に対する不満や怒りなど（人が変わった？）

▶再診の場合，体調の変化や「もしかしてうつ病では」という解釈モデルは打ち明けにくいことが多い。ドアノブコメントや診察終了時の様子に注意が必要である。

🔊 プライマリ・ケア医として次にすべきこと

●患者さん・家族への説明
▶今まで精いっぱい仕事，家事，学業，人間関係を保ち続けてきたことをねぎらう。
▶打ち明けてくれたことに感謝する。
▶この状態はいつまでも続くわけではないと保証する。
▶心に余裕がなくなった状態で，適切な休養と服薬で回復すると説明する。
▶自殺念慮が強い場合は，自殺しないことを約束してもらう。

●診断

▶スクリーニング。
・2項目質問法(憂うつ,興味の低下)
「この2週間,毎日気分が落ち込んでいる感じがしましたか」
「この2週間,物事を行うことに興味がなくなったり,楽しめなくなっていますか」
　＊2項目質問法で「この2週間…」を"1ヵ月"とすることもあるが,DSM-IV,DSM-5の診断基準に合わせて,"2週間"とすることが多い[1]。
　＊質問の前に,普段の楽しみ,気晴らしについて質問をしておくとわかりやすい。
　＊感度が高いので,一つもあてはまらない場合,除外に有効。
　＊ときに心理面に言及してきたことに抵抗を示す患者さんもいる。
・次にSDS(Self-rating Depression Scale: うつ病自己評価尺度)やエジンバラ産後うつ病質問票(産後の場合)など自己記入式問診票は診断の参考になる。
▶身体疾患などの除外(服薬歴,病歴,貧血,電解質,血糖,甲状腺など)。服薬歴は糖質コルチコイド,インターフェロン,レボドパ,プロプラノロール,経口避妊薬など。
▶双極性障害など他の精神疾患との鑑別(疑えば専門医に相談を)。
・双極性障害
「これまでに,幸せでエネルギーが満ちあふれるような感じが1週間以上続き,友達からしゃべるのが速すぎるとか,いつもと違うとか,へんだとかいわれたことはありますか」[2]
・気分変調性障害(DSM-5では持続性抑うつ障害)
「最後にうつじゃなかったのはいつごろですか」[2]
2年以上持続する場合あてはまる。

● 専門医との連携
▶自殺念慮や不安・焦燥感が強い場合専門医に直ちに相談する。

◆引用文献
1) Whooley MA, et al: Case-finding instruments for depression. Two questions are as good as many. J Gen Intern Med, 12(7):439-445, 1997.
2) 張賢徳監訳:精神科面接マニュアル第3版,MEDSI,東京,p183-201, 2013.

◆参考文献
井出広幸，内藤宏監訳：ACP内科医のための「こころの診かた」，丸善，東京，2009.
児玉知之：一般臨床医のためのメンタルな患者の診かた，手堅い初期治療，医学書院，東京，2011.
堀川直史編集：あらゆる診療科でよく出会う精神疾患を見極め，対応する，羊土社，東京，2013.
アレン・フランセス（大野裕，他訳）：精神科疾患診断のエッセンス　DSM-5の上手な使い方，金剛出版，東京，2014.

3 アルコール依存症

平山　陽子

- アルコール依存症はある日突然発症する疾患ではなく，長年の飲酒行動の結果，しだいに蓄積されて重症化していく疾患である。
- 患者さんは，たいてい危険な飲酒(at-risk drinking；度を超えた大量飲酒やブラックアウト，飲酒によるけがやトラブル，飲酒運転など)あるいは有害な飲酒(harmful drinking；飲酒による臓器障害や精神障害をきたしている状態)を経て依存症になっていく。本章ではこれらをあわせて「問題飲酒」とよぶこととする。
- プライマリ・ケア医は問題飲酒に気づかずに長年患者さんに接している可能性がある。
- 重症化する(社会的なダメージを受け，臓器障害が深刻化することをさす)前に問題飲酒やアルコール依存症に気づき，介入するのはプライマリ・ケア医の責務である。
- 問題飲酒やアルコール依存症を疑ったとき，AUDIT(Alcohol Use Disorders Identification Test，後述)が強力なツールとなる。早期介入を行うことが患者さんのQOLを保つうえで重要である。

> 近年，"アルコール依存症"は，"アルコール使用障害"と表記されていますが，本書では，一般的になじまれている"アルコール依存症"と表記しています。

🔊 患者さん・家族の訴えから

エピソード例

▶ (本人)「減らさなきゃいけないのはわかっているけど，ほかに楽しみがなくて，つい飲んでしまう」
▶ (本人)「睡眠薬じゃ効かなくて，眠れないとつい飲んでしまうんですよ」
▶ (家族)「息子も娘も飲みすぎじゃないかと心配していて，一度先生からもやめるようにいってください」
▶ 受診に付き添ってきたヘルパーが「自宅にいくといつも飲んでいる」，「湯のみに酒が入っている」，「ビールの缶や酒瓶が転がっている」などとこっそり教えてく

れることがある
- ▶ (事例) 糖尿病で通院中の患者さん。採血すると毎回γ-GTP が 500 IU/L 台を超える。(本人)「先生にいわれてから，全然飲んでませんよ。女房が飲ませてくれないんです」，(家族)「本人はこういってますけど，かなり飲んでいると思います。最近は，私が怒るもんだから私が出かけているときに飲んでいるみたいです」
- ▶本人の申告するアルコールの量や飲み方と，家族から聞く飲酒状況が大きく食い違うとき，アルコール依存症を疑うきっかけとなる。
- ▶家族がお酒に関する心配をしていることも重要なサイン。
- ▶肝機能障害などで節酒（飲酒量の減量あるいは休肝日）を勧めても肝障害が改善しない，いっこうに減る様子がない。いろいろないい訳をつけて減らさない。ほかに楽しみがないと訴える。
- ▶眠れなくて飲む，睡眠薬が効かないと訴える。
- ▶高齢者の問題飲酒者はヘルパーや家族からの情報が重要である。外出が困難になったような高齢者でも宅配の酒屋に電話一本で注文し，飲酒を続けている人もいる。

🔊 受付・会計窓口で気づくこと

エピソード例

- ▶ (事例)「受診した当日は何もいわず帰ったんですが，夜間突然『あんなに待たせたうえに薬も出さずに帰しやがって，金返せ!』と一方的な電話がありました。診察の様子はどんなだったんですか？」と事務当直から相談がきた

以下のエピソードも問題飲酒やアルコール依存症を疑うきっかけになる。
- ▶普段は穏やかな患者さんが，急に（酩酊して）苦情の電話をかけてくることがあり，事務や看護師が困惑することがある。
- ▶待合室で待っている間にイライラと落ち着かない。じっとしていられず立ち歩いている様子が見られる。急にいなくなってしまう（飲酒しにいっている可能性がある）。
- ▶受付の書類を記入するときにペンを持つ手が震えている。
- ▶ (本人からではなく) 家族から「肝臓が悪いので診てほしい」と診察希望があり受診する。

🔊 問診で気づくこと

エピソード例

▶ (事例) 高血圧で通院中の72歳男性。転倒して前歯を折った，左腕を切ったと傷を見せてくれた。どのような場面で転倒したかをたずねると「飲んでたから覚えていないんだよね」。くわしく飲酒状況を問診すると，たびたびブラックアウトしていることがわかった。問題飲酒の状態と診断し，外来にて簡易介入を行った

▶ 飲酒歴のあるすべての患者さんに飲酒量と飲酒頻度，問題飲酒行動の有無についてたずねる必要がある（タバコの習慣をたずねるときのように）。

▶ 問題飲酒者はアルコール量を少なめに申告しがちであることを念頭におく。飲酒量についてたずねたときに気まずそうな顔をする，「それほど飲んでないよ」から話しはじめる人は要注意。

▶ 神経疾患がないのに繰り返し事故や外傷を起こしている人（骨折や硬膜下血腫などを含む）はアルコールがらみがほとんど。

🔊 看護師が気づくこと

エピソード例

▶ (事例) 糖尿病の70代男性。「食事がとれない」などの訴えで点滴をしようとしたところ，手の震えや脂汗をかいていること（離脱症状と思われる）に看護師が気づき，アルコール依存症の診断となった

▶ (事例) 痛風，アルコール性肝障害で通院中の60代男性。カルテを開くと，1ヵ月前の受診のあと，2回，転倒による顔面裂創と動悸で夜間救急外来を受診している。看護師から，「○○さんに絡まれてたいへんでした」との報告あり。酩酊状態だったと思われ，診察室での様子と違うことに驚いた

▶ 診察室では患者さんは取り繕っており「何でもない」と症状を訴えないことが多いが，待合室ではイライラしている，じっとしていられない，アルコール臭をさせて話しかけてくる，などの言動から看護師が気づくことが多い。

▶ 救急に対応しているプライマリ・ケアの病院，診療所では時間外に外傷や動悸などで受診し，その際に酩酊状態の患者さんの様子を見て，問題飲酒行動に看護師が気づくことが多い。

▶ 救急室ではアルコール問題を抱える患者さんが多い。問題飲酒の患者さんは一般外来で7～20%，救急室では30～40%，外傷では50%にも達するといわれている[1]。

🔊 診察所見で気づくこと
エピソード例
▶ (事例) 10年近く引きこもりを続けている30代男性。不眠，下肢疼痛を主訴に受診しているが，最近鼻の酒さ，手掌紅斑を認めるようになった。飲酒行動についてたずねると，眠れず，眠剤とあわせて大量に飲酒していることがわかった

▶肝硬変が進行すれば，黄疸，腹壁静脈怒張，女性化乳房，腹水，下腿浮腫などが出現するが，ここまで肝障害が悪化する前に気づく必要がある。

▶エビデンスはないが，筆者は酒さ，手掌紅斑，体幹のクモ状血管腫などを認めたときに，問題飲酒者ではないかと疑ってかかるようにしている。

🔊 ドアノブコメントで気づくこと
エピソード例
▶(事例) 肺気腫で通院中の68歳男性。定年後，趣味もなく，妻の死後，飲酒量が増加し，朝から飲むようになった。食事量も減ってやせが進み，心配した家族に連れられて受診。DSM-IVにてアルコール依存症の診断となった

▶「家族など身近な人の死」，「定年退職」，「失業」などを契機に飲酒量が増え，一気に依存状態になる例を経験している。

▶上記のような訴えが患者さんからあった場合は，うつ病などのスクリーニングとともに飲酒状況の変化がなかったか把握をしておく。

▶「最近眠れない」，「食事がとれない」，「下痢が続く」，「気分が落ち込む」など，飲酒量の増加に伴う精神症状，消化器症状の訴えから依存症の診断につながることも多い。

🔊 プライマリ・ケア医として次にすべきこと
● 問題飲酒，アルコール依存の診断
▶問題飲酒やアルコール依存を疑った場合，飲酒行動のリスク評価や依存症であるかどうかの診断をつけることが次に行うべきことである。
▶さらなるスクリーニングや介入が必要な患者さんは以下。
・多量飲酒者（1日平均6ドリンク以上⇒6ドリンク：平均純アルコール60g以上＝日本酒約3合）
・問題飲酒者（肝疾患があるのに飲む，ブラックアウト，飲酒によるけがやトラブル，飲酒運転など）

・CAGE質問*で一つでも該当する場合

> 📄NOTE
>
> *CAGE質問＝依存症あるいは乱用をスクリーニングする四つの質問[2)]
>
> | | |
> |---|---|
> | Cut Down | お酒をやめようとしたことがありますか？ |
> | Annoyed | お酒をやめるよう周りからうるさくいわれますか？ |
> | Guilty | 飲みすぎて後悔したり後ろめたい思いをしたことがありますか？ |
> | Eye-opener | 朝から飲むことがありますか？ |
>
> 二つ以上で感度70% 特異度91%

依存症あるいは乱用の確率は0：7％，1：46％，2：72％，3：88％，4：98％
▶問題飲酒の程度を知るためには「AUDIT」が，その結果を受けて問題飲酒に介入することには「BIマニュアル」が役に立つ。BIとは，ブリーフインターベンションの略で，簡易介入のことである。WHOが作成したもので，日本語訳は沖縄協同病院の小松らが作成し，同病院のホームページで公開されている。

▶AUDITはアルコール依存症を診断するためのツールではないため，実際の診断はDSM-IVあるいはICD-10の物質依存の診断基準にあてはまるかどうかの問診を行う。

●患者さん・家族への説明
▶アルコール依存が疑われていても，きちんと診断し，病名を伝えられていないケースが非常に多い。きちんと伝えれば節酒，禁酒や治療につながる例も少なくない。

▶「アルコール依存症は治らない病気である」，「アルコール依存は否認の病気」，「底つき体験をするまで改善はむずかしい」など，重症かつ慢性のアルコール依存症患者さんを前提とした医師の側のイメージが介入を遅らせている可能性がある。

▶実際は，アルコール依存症患者さんには，仕事もしており，家族との関係も比較的良好であるような比較的「初期」の患者さんから，アルコールのために仕事も家族も失い，うつ病や認知症に苦しみ，肝硬変を発症してしまったような「重症」の患者さんまで幅広くいる。

▶依存症に陥る前の問題飲酒に対しても介入が必要であり，その方法については先に述べた「BIマニュアル」に具体的に書かれているのでぜひ参照してほ

しい。

●今後のケアについての話し合い
▶依存症と診断した場合はしっかりとそれを伝えること，断酒が必要であること，アルコール依存の専門医や自助グループに通うことを勧める。精神科通院を拒む場合や仕事が忙しい場合は各地で行われており匿名で参加できるAA（アルコホリク・アノニマス）に参加することを勧める。
▶依存症に至っていない問題飲酒者についてもまずは飲酒量を減らすこと，休肝日をつくることなど健康的な低リスク飲酒に近づけるよう相談していく。
▶医師のみですべてを抱えることは時間的にも精神的にもむずかしいので，MSWや外来事務，看護師にもかかわってもらえるよう職員と学習会などを行うとよい。
▶肥前精神医療センターの杠岳文が作成した『アルコール早期介入ワークブック』は日本版BIともいえるもので，誰が行ってもよいようにわかりやすくつくられており，患者さんと一緒に読み進めていくだけで介入が行える。

エピソード例
▶（事例）痛風発作で緊急受診を繰り返していた60代男性。入院中にDSM-IVにて依存症の診断を行い，それを本人に伝えたところ，「わかった，先生のいうとおりにするよ」と退院後よりアルコール依存症のデイケアに通うようになった
▶（事例）糖尿病にて通院中の70代の男性。食思不振を訴え，点滴を行う際に看護師に離脱症状を指摘され，依存症の診断となった。患者さん，家族に「血糖値が高いこと，体調が悪いことの原因はアルコールの飲みすぎであること，依存症であり治療法は断酒しかないこと」などを伝えたところ，本人が「今日からやめる」と決意したため，すべてのアルコールを処分し，家族にも禁酒に協力してもらった。離脱予防の内服（ジアゼパム15mg/日）や眠剤（ブロチゾラム0.25mg）を処方。1ヵ月後には見違えるように元気になり血糖も安定した。その後6ヵ月は禁酒を続けた。現在は1日1合程度の晩酌を家族の監視のもと行っているが今のところ大量飲酒にはつながっていない

◆引用文献
1) 林寛之：Step Beyond Resident 1 救急診療のキホン編　ERは絶好のアルコール教育の機会，p154-157，羊土社，2006.

2) Buchsbaum DG, Buchanan RG, Centor RM, et al: Screening for alcohol abuse using CAGE scores and likelihood ratios,.Ann In Med, 1993.

◆参考文献

WHO（小松知己ら監訳）：AUDIT －アルコール使用障害特定テスト使用マニュアル，2001.

WHO（小松知己ら監訳）：BI:Brief Intervention －危険・有害な飲酒への簡易介入：プライマリケアにおける使用マニュアル，2001.

（上記2件とも沖縄協同病院のホームページ http://oki-kyo.jp/who_audit_bi.html，2015.4.21 アクセス）

杠　岳文：ワークブック　あなたが作る健康ノート（基礎編，応用編），2008.（琉球病院のホームページ http://www.ryu-ryukyu.jp/sinryo/alcol/workbook.html，2015.4.21 アクセス）

 向精神薬の副作用

田原　正夫

- 主観的な症状のみを相談されることが多い。
- 動きの悪さなど客観的な症状は待合や診察室の様子で気づくことがある。
- 他医療機関から向精神薬が処方されており副作用と気づかないことがある。
- プライマリ・ケア医は患者さんの代理人として処方医である精神科医・心療内科医とコンタクトをとり，病状と投薬内容，副作用などを確認し連携を深めることが重要である。

患者さん・家族の訴えから

エピソード例

- ▶（本人）「便秘がひどくて困っています」
- ▶（本人）「のどが渇くんです」
- ▶（本人）「転びやすくなりました」（パーキンソニズム）
- ▶（本人）「体がソワソワしてじっとしておれず，歩きたくなる」（アカシジア）
- ▶（家族）「眠そうで，ふらつくようになっています」
- ▶（家族）「尿の失敗が増えました」
- ▶自覚的な症状の訴えで相談がはじまるが，本人・家族は現在服用している向精神薬を原因の一つと考えていないことが多い。
- ▶他院処方の場合，副作用と認識がないことから処方医には相談していないこともある。

受付・会計窓口で気づくこと

エピソード例

- ▶待合椅子からの起立や歩行に時間がかかる（パーキンソニズム）
- ▶表情が乏しくなった（パーキンソニズム）
- ▶ペットボトルをもって絶えず飲水をしている（水中毒）
- ▶待合でじっとできずに理由なくイライラ歩き回っている（アカシジア）
- ▶待合での様子が早期発見には重要なことがあり，それを観察できるのは受付

事務職員である。
- ▶受付スタッフには患者さんの様子で何となくおかしいと感じたら，すぐに看護スタッフなどへ情報伝達することやミーティング等で報告するように伝えておく。

🔊 問診で気づくこと

エピソード例（訴え例）
- ▶「のどが渇く」
- ▶「体重が増えた」
- ▶「便秘でお腹が張る」
- ▶「便秘の薬がほしい」
- ▶「ふらつく」
- ▶「足がムズムズする」
- ▶「最近，転倒することがあった」

- ▶患者さんからは口渇や便秘など比較的主観的な症状の訴えが多い。
- ▶症状ではなく「便秘の薬がほしい」など薬剤処方の希望のみ訴えることがある。
- ▶パーキンソニズムなど客観的に評価できる症状は早期には自覚していないことも多い。
- ▶主疾患と関連しない些細なことでも相談できる患者－医療者関係が重要である。

🔊 看護師が気づくこと

エピソード例
- ▶表情が乏しく，反応が鈍くなってきた
- ▶落ち着かない様子でじっと座っていない
- ▶最近よく転ぶようになり，打撲で整形外科に通院しはじめたといわれた
- ▶太ってきたことを気にしている

- ▶診察前の問診など患者さんと会話する場面が多く，変化に気づく機会が多い。
- ▶最近の転倒エピソードなどが会話のなかで語られ，気づきにつながることがある。
- ▶待合から診察室への呼び入れまでに落ち着きのなさ（アカシジア）や動きの

悪さ（パーキンソニズム）に気づくことがある。
▶他院受診の聴取やお薬手帳の確認で向精神薬の処方に気づくこともある。
▶体重測定で体重変化に気づくことがある。

診察所見で気づくこと
エピソード例
▶動作が遅くなった
▶表情に乏しい
▶手の震え
▶小刻み歩行，すくみ足，突進歩行
▶手足のかたさ，固縮
▶肥満
▶腹部膨満
▶尿臭がする（溢流性尿失禁や機能性尿失禁）
▶口の不随意運動と流涎（口唇ジスキネジア）
▶診察室へ入室するときの小股歩行などでパーキンソニズムを発見することがある。
▶診察室での様子の変化から多くの情報を得ることができる。

ドアノブコメントで気づくこと
エピソード例
▶「こういった症状のことはここで相談してもいいのでしょうか？」
▶「この薬は飲みつづけてよいのでしょうか？」
▶「こんなにたくさんの薬が必要でしょうか？」
▶「あの先生（処方医）には相談しにくい」
▶薬剤の副作用について説明したあとで，他院処方の向精神薬であれば副作用の対処をどの医療機関で相談したらよいのか質問されることがある。
▶薬剤の副作用を心配している人は困った顔で薬剤の必要性についての疑問を打ち明けることがある。
▶副作用についての相談を処方医に相談しにくいといわれることもある。

プライマリ・ケア医として次にすべきこと

●患者さん・家族への説明
▶患者さんや家族は，精神心理的な問題や精神科受診歴を開示することに不安や抵抗を感じることがある。
▶プライマリ・ケア医は身体的問題に加えて心理社会問題も取り扱うことを示し，患者さんや家族の不安感や抵抗感を軽くすることができる。
▶服薬の必要性と薬剤の副作用について説明をし，必要であれば専門医と連携をとりながら向精神薬の減量や中止をしてゆくことを本人，家族に説明する。
▶自己判断で服薬量の変更や中断をしないように説明する。

●本人に問診
▶服薬アドヒアランスの確認は重要である。過量内服や内服中断がないかどうかを確認する。
▶服薬開始や増量の時期と副作用症状の発現時期を確認する。
▶口渇に対して炭酸清涼飲料水の大量飲水していないか（高血糖や糖尿病を助長することがある）を確認する。

●検査
▶必要に応じて血液検査などを実施する。
▶血糖，耐糖能，脂質，電解質，骨密度など。
▶心電図　QT延長症候群などをチェックする。
▶第2世代(非定型)抗精神病薬のフォローアップ検査のプロトコールがある[1]。

●診断
▶向精神薬のカテゴリーごとに徐々に進行する副作用について理解しておく（表1）。
▶副作用が疑われるときは向精神薬の中止や変更を考慮する。
▶抗生剤や抗菌薬など特定の他薬剤が向精神薬の血中濃度を上げ副作用を発現しやすくしていることがある。
▶複数の向精神薬により副作用が発現しやすくなっていることがある。
▶統合失調症においてアキネジアは陰性症状，アカシジアは陽性症状との鑑別を考慮する。
▶精神科通院症例において糖尿病や脂質異常症など基礎疾患のコントロール悪

表1. 向精神薬と徐々に進行する副作用

向精神薬のカテゴリー	徐々に進行する副作用
抗精神病薬	・アカシジア ・パーキンソニズム ・ジストニア ・口渇 ・高プロラクチン血症（女性化乳房，乳汁分泌，月経異常，骨粗鬆症） ・性機能不全（勃起障害など） ・体重増加 ・糖尿病 ・脂質異常症 ・水中毒 ・起立性低血圧，心電図異常 ・便秘症 ・排尿障害
抗うつ薬	・口渇 ・嘔気・嘔吐・便秘 ・ふらつき ・抗うつ薬中断症候群 ・尿閉（SNRI）
双極性障害治療薬	・口渇，多飲多尿，下痢 ・甲状腺機能低下症（炭酸リチウム）
睡眠薬，抗不安薬	・ふらつき ・眠気 ・転倒

＊比較的急性の副作用である悪性症候群，セロトニン症候群は除外した

化があれば，生活習慣の変化に加えて向精神薬の薬剤変更や増量がないかを確認する。
▶向精神薬以外の薬剤（例；抗ヒスタミン薬）服用が向精神薬の副作用を助長している可能性を考慮しておく。

● 今後のケアについての話し合い
▶向精神薬が他院処方である場合，プライマリ・ケア医は患者さんの代理人として精神科医とコンタクトをとり病状と投薬内容，副作用などを確認し連携を深めることが重要である。
▶副作用のモニタリングや治療についてプライマリ・ケア医と処方医（精神科医・心療内科医）との間でそれぞれの役割について合意形成しておくことが

望ましい。
▶お薬手帳を有効に用いて他院処方を確認できるようにすることが重要である。
▶向精神薬の減量や中止により，ときとして副作用は軽減するが精神疾患の病状は悪化するといったトレードオフが生じうることも考慮しておく。

◆引用文献
1) Muench J, Hamer AM: Adverse effects of antipsychotic medications. Am Fam Physician, 81(5):617-622, 2010.

◆参考文献
長嶺敬彦：抗精神病薬の「身体副作用」がわかる，医学書院，2006.
宮本聖也，石関圭，吉村玲児：抗精神病薬の副作用について，抗うつ薬の副作用について，薬の飲み合わせについて，こころの治療薬ハンドブック第9版（山口登，他　編），星和書店，p287-292, 2014.
薬剤性パーキンソニズム，重篤副作用疾患別対応マニュアル，厚生労働省，2006.
　(http://www.info.pmda.go.jp/juutoku/file/jfm0611009.pdf 参照 2014年4月30日)
アカシジア，重篤副作用疾患別対応マニュアル，厚生労働省，2010.（http://www.mhlw.go.jp/topics/2006/11/dl/tp1122-1j09.pdf 参照 2014年4月30日）

5 パーキンソン病

木村　眞司

- 寡動・筋強剛・振戦・姿勢反射障害が四主徴である。
- これらが，最初から同時に現れるわけではない。
- 振戦がない人，目立たない人も多い。パーキンソン病＝振戦がある，と考えていると，多くを見逃す(約25％)。
- 動きが鈍い，元気がない，見つめられている，声にはりがないという印象を受けたらパーキンソン病も想起するようにする。

患者さん・家族の訴えから

エピソード例

- (本人・家族)「前かがみになった」「腰が曲がった」
- (本人・家族)「歩くと前のめりになって転ぶ」「転んだ」
- (本人)「思うように歩けなくなった」
- (本人・家族)「脚がパタパタっと小刻みに進む」「つんのめって脚がパタパタする」「足がすくむ(すくみ足)」
- (家族)「どんどん小股になってきている」
- (本人・家族)「震える」(震えない人もいることを銘記されたい)
- (本人・家族)「手を動かそうとすると震える」
  → このように動作時振戦(action tremor)がある患者さんも少なからずいる
- (本人・家族)「ベッドから起きるのがむずかしい」「寝返りが打てなくなった」
- (本人)「からだの動きが重い」
- (本人・家族)「動きが遅くなった，鈍くなった」
- (本人)　立つと後ろに引っ張られている感じがする
- (本人)　転んで顔をけがした
- (本人・家族)　便秘気味。おしっこが近い
- 今まで可能だったことがうまくできなくなってきたり(歩行，寝返り，起き上がりなど)，今まで見られなかったことが見られるようになったりして訴

えがなされることが多い。
▶最初から全部の症状が現れるとは限らない。

🔊 受付・会計窓口で気づくこと
> エピソード例
▶今までできていた動作ができなくなっている
▶手が震えている
▶動きが遅い。ぎこちない
▶思いどおりに動けない感じ
▶本人ではなく家族が受付や会計をしにくる

▶受付や会計での動作がはかどらず目にとまることもある。
▶本人の障害により家族が代わりをすることがある。

🔊 問診で気づくこと
> エピソード例
▶声にはりがなく，声も小さく，表情も乏しい
▶まばたきが少ないので，あたかも問診者を見つめているように思えることがある
▶問診しながら表情，声などの異常に気づくことは多い。

🔊 看護師が気づくこと
> エピソード例
▶呼ばれて立ち上がって自分のほうに向かってくるとき，一歩が踏み出せない
▶採血が終わって立ち上がるときに一歩を踏み出せない
▶書類に記入してもらうとき，手が震える。線が真っ直ぐに書けない。書くのに時間がかかる
▶元気がなく感じる
▶表情に乏しい
▶うつなのかと感じる

▶患者さんが立ち上がるとき，移動するとき，書き物をするときに気づくことがある。

🔊 診察所見で気づくこと

エピソード例
- (診察者が) 見つめられている (まばたきが少ない)
- マイヤーソン徴候
- 声にはりがない
- 仮面様顔貌
- 顔に傷がある (転んだときに手が出ず, 顔にけがをするため)
- 動きが鈍い
- 座ろうとするときに小刻み歩行になる。立ち上がって方向転換をしようとするときに小刻み歩行になる
- 方向転換に4歩以上かかる
- 腕の振りが少ない
- 前傾姿勢である
- 安静時振戦 (参考文献によると正確には tremor in the position of repose, すなわち休息の肢位での振戦である。完全に弛緩すると振戦は減少または消失するとのこと)
- 動作時振戦
- 振戦がないことも多い (パーキンソン病=振戦がある, と考えていると見逃す)
- 筋強剛 (歯車様, 鉛管様)
- 回内回外運動がぎこちない
- 脂漏性皮膚炎がある
- 寡動・筋強剛・振戦・姿勢反射障害の現れを見る。

🔊 プライマリ・ケア医として次にすべきこと
●患者さん・家族への説明
- 病気の機序, 今後の見通しについてわかりやすく説明する。進み方は人によりさまざまであり, なかにはあまり進まない人もいることを話す。
- 似て非なる疾患の可能性についても言及する。
- 往々にして神経内科医への紹介が必要となるわけだが, 患者さんや家族には神経内科医と連携しながらの診断・治療・フォローアップも可能であることを伝え, 自らが支えるという姿勢を話す。

◆参考文献

Ropper AH, Samuels MA, Klein JP: Adams and Victor's Principles of Neurology (10th ed.), McGraw-Hill, New York, p1082-1095, 2014.

6 高齢者のてんかん

豊島　元

- 高齢者のてんかんはまれなものでなく，その原因は若年者とは異なっている。
- 高齢者てんかんの原因として脳血管障害，頭部外傷とアルツハイマー病であることが多いが，1/3のケースでは明らかな原因が不明である。
- 高齢者のてんかん発作は非痙攣性が多く，症状が軽い場合もあり，痙攣発作を伴わないことが多い。
- 非痙攣発作が少なくないため，診断が困難なことが多い。とくに失神や一過性脳虚血発作との鑑別が容易ではない。
- てんかん発作後のもうろう状態が遷延することが多く，数日間続くことがある。
- いつもと違う応答，言葉のもつれなど受付や看護師が気づくことも多い。
- 他の医師から出される薬の内容についても，診察前に確認することが重要である。
- 高齢者では若年者に比べて，再発率が高い（66～90％）といわれている。また，高齢発症てんかんの抗てんかん薬に対する反応は良好であることからも，正しい診断はその後の治療，予後を変える意味でも重要となる。

患者さん・家族の訴えから

エピソード例

- （家族）「この何日かボーっとしていて，認知症が進んだような気がする」
- （家族）「昨日，食事中に箸を落として，食事ができなかった」
- （家族）「口をもぐもぐしていることがあります」
- （家族）「手をもぞもぞしていることがあり，気になります」
- （家族）「呼びかけても，返事もしてくれないことがあります」

▶非痙攣発作が少なくなく，発作後のもうろう状態が長く，数日間続くことがある。
▶痙攣発作以外の多様な症状を呈することを知っておく。
▶失語や麻痺がてんかん発作の症状であることがある。

- ▶自動症が認められることがある。
- ▶患者さん本人は発作の症状に気づいていないことが多い。

🔊 受付・会計窓口で気づくこと

> エピソード例
- ▶(受付)「何かいつもの○○さんとは違うみたいで，ボーっとしています」
- ▶受付のとき，いつもと違う印象(ボーっとしている様子など)があれば，他のスタッフに伝えることが大切である。

🔊 問診で気づくこと

> エピソード例
- ▶(家族)「認知症がいい日と悪い日があります」
- ▶(本人)「いつもの場所なのに，きた覚えがなくて困りました」
- ▶症状が日により変動する。「日により，あるいは1日のなかでも変動する」症状がある。
- ▶本人が発作中のことを覚えていたら，幻視や幻聴，既視感(デジャブ)や未視感(ジャメブ)を覚えていないか，確認してみる。

🔊 看護師が気づくこと

> エピソード例
- ▶受診予定日は10日前のはずで，前回出された薬がたくさん余っている
- ▶不自然な外傷があることがある。
- ▶認知症が急に進んだようにみえることがある。

🔊 診察所見で気づくこと

> エピソード例
- ▶舌，口腔内に出血，粘膜の傷がある
- ▶顔，肘，膝などに転んだような傷の痕がある
- ▶本人や家族が訴えない外傷を繰り返している。舌や頬粘膜の傷にも注意が必要である。
- ▶認知症症状が急に悪化しているようにみえる。

🔊 ドアノブコメントで気づくこと
▶家族はもともとの病気（認知症や脳梗塞）のせいと考えていることも多い。
▶本人はてんかん発作の記憶がないことが多いので，本人に確認してみても正しい情報は得られないことが多い。

🔊 プライマリ・ケア医として次にすべきこと
●患者さん・家族への説明
▶てんかんは高齢者で新しく発症することもまれでないことを知ってもらう。
▶痙攣を伴わないてんかんも多いことを説明して理解してもらう。
▶高齢者に特有な病気である，脳血管障害，アルツハイマー病などが原因になることが多いことを知ってもらう。
▶てんかんは再発の可能性が高いが，抗てんかん薬で予防することができることを説明する。
▶てんかん発作で心臓発作が起こることもあることを説明する。

●関係者への連携
▶てんかん発作が疑われるときは，再発作の可能性があることを家族や介護スタッフにも伝えておく。
▶患者さんに特有な症状がわかれば，患者さんと接する可能性がある人たち（通所サービスのスタッフ，ヘルパー，家族など）にも，具体的にその患者さんに起こる可能性のあるてんかんの症状を説明しておく。

●専門医との連携
▶脳波を含めた検査と診察を専門医に依頼するように調整する。

●検査
▶脳波検査を勧める。
▶てんかんが疑われる場合には，高齢者に特有なてんかんの原因を同定するために，頭部のMRIまたはCT検査を受けることが望ましい。

●診断
▶脳波検査で診断がつかない場合には，抗てんかん薬を使用して経過をみるこ

ともある。

●今後のケアについての話し合い
▶てんかん再発のリスクは若年者より高いとされており，抗てんかん薬を薬の副作用リスクを考慮しながらはじめる。
▶複数の医師の診療を受けている場合は，抗てんかん薬を使用していることを他医にも伝える必要がある。

◆参考文献
日本神経治療学会治療指針作成委員会：標準的神経治療：高齢発症てんかん．神経治療学, 29: 459-479, 2012.

7 慢性硬膜下血腫

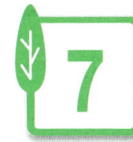

関根 有沙　高柳 亮

- 慢性硬膜下血腫が初診時にその存在を疑われることはあまり多くない。慢性硬膜下血腫の診断がついた症例のうち，その疑いをもたれていたのはわずか 28％であったという報告がある[1]。
- 発症年齢のピークは 70 歳代で，性差は全年齢を通じて男性が優位で 74％を占めるが，高齢になるに従い女性の占める割合が高くなる[2]。
- 高齢者，てんかん，転倒・転落，頭部外傷の既往がある患者さん，透析中の患者さん，飲酒をする患者さん，抗血小板薬や抗凝固薬を服用中の患者さんはハイリスクである[1]。
- 精神状態の変化，局所神経障害，頭痛，転倒，痙攣，一過性神経障害を認める場合は，慢性硬膜下血腫の疑いをもつ必要がある（表1）。
- 高齢者では頭痛や吐き気といった頭蓋内圧亢進症状よりも，精神状態の変化や，意識障害，麻痺が出現することが多い[1]。
- 慢性硬膜下血腫は治療可能な疾患であるため，認知症や精神疾患を疑う場合には除外しておくべきである。
- 病歴や身体所見だけで診断をつけるのはむずかしいため，疑われれば頭部CT検査が施行できる医療機関への紹介が必要である。
- 患者さん自身が自覚症状として訴えないことも多く，家族や介護スタッフ，定期受診先の医療機関のスタッフや主治医が抱く，「いつもと違う」という感覚が鍵となる（表2）。

患者さん・家族の訴えから

エピソード例

- （家族）「元気がなくなった」
- （家族）「ボーっとしていることが多くなった」
- （家族）「物忘れが増えた。認知症が悪くなった」
- （家族）「へんなことをいうようになった」
- （家族）「痙攣があった」
- （本人・家族）「計算ができなくなった」

- ▶（本人・家族）「おしっこをもらすようになった」
- ▶（本人・家族）「食欲がなくなった」
- ▶（本人・家族）「体の動きが悪くなった」
- ▶（本人・家族）「転びやすくなった」
- ▶（本人）「以前にはなかった頭痛が続いている」
- ▶意識状態，精神状態の変化のために，本人が症状を訴えられないこともあるため，家族から提供される情報の重要性が高い。
- ▶家族が，「いつもと違う」と感じているときにはとくに注意が必要である。
- ▶転倒の情報は重要であるが，本人が転倒歴を忘れていることも多く，また家族も転倒の現場を目撃していないことが多いため，転倒の証拠がつかめなくても否定できない。

受付・会計窓口で気づくこと

エピソード例

- ▶受け答えが遅くなった
- ▶段どりが悪くなった
- ▶診察券や保険証の場所がわからないことが増えた
- ▶お金の計算間違いが増えた。小銭を使わなくなった
- ▶忘れ物が増えた
- ▶予約日にこなくなった
- ▶動きが鈍くなった
- ▶歩行の仕方がおかしくなった
- ▶転びやすくなった

- ▶診察券や保険証の準備，次回診察の予約，支払いなどの行動から，精神状態や認知能の変化に気づくことがある。
- ▶待合周辺における移乗の様子から，歩行の異常や軽度の麻痺に気づくことがある。

問診で気づくこと

エピソード例

- ▶飲酒量がけっこう多い
- ▶他院で「血液サラサラの薬」を処方されていた

- ▶他院で睡眠導入薬，安定薬を処方されていた
- ▶以前から目が不自由だった
- ▶白内障があり，手術を勧められていた
- ▶最近頭痛が続いていた
- ▶数ヵ月前に転倒した
- ▶もともと転びやすかった
- ▶最近尿失禁があった
- ▶長谷川式認知症スケールが以前と比べて急に悪化している
- ▶抗血小板薬や抗凝固薬など出血リスクを高める薬剤を使用している。
- ▶ベンゾジアゼピン系睡眠薬や抗精神病薬など転倒リスクを高める薬剤を使用している。
- ▶転倒の訴えからそのリスクを高めている視力障害の存在に気づくことがある。
- ▶積極的に聞くと，本人からは訴えがなかった頭痛や転倒，尿失禁などの存在に気づくことがある。
- ▶各種スクリーニングやテストをすると認知能の低下に気づくことがある。

🔊 看護師が気づくこと

エピソード例

- ▶スタッフの名前を忘れるようになった
- ▶更衣に時間がかかるようになった
- ▶検査について説明しても覚えられなくなった
- ▶今まで一人でいけていたトイレの場所や検査室の場所がわからなくなった
- ▶動きが鈍くなった
- ▶小刻み歩行など歩行の異常が出現する
- ▶軽度の麻痺があるのに気づく
- ▶転びやすくなった
- ▶心電図検査の際に皮下出血の存在に気づく
- ▶事前の問診や，バイタル測定時の会話，検査の予約などの際に精神状態や認知能の変化に気づくことがある。
- ▶診察室周辺における移乗の様子から，歩行の異常や軽度の麻痺に気づくことがある。

▶採血，心電図，胸部単純X線写真など検査の際に，打撲痕の存在から転倒の可能性に気づくことがある。

🔊 診察所見で気づくこと

> **エピソード例**
> ▶意識障害が出現する
> ▶動作が緩慢となる
> ▶小刻み歩行など歩行の異常が出現する
> ▶診察の際に皮下出血の存在に気づく
> ▶神経学的所見で軽度の麻痺が認められる
> ▶失認・失行が認められる

▶診察中の会話から，精神状態や認知能の変化に気づくことがある。
▶診察室への入退室の様子から，歩行の異常や失行・失認の存在に気づくことがある。
▶診察時に打撲痕の存在から転倒の可能性に気づくことがある。
▶神経学的所見から麻痺や局所神経障害の存在に気づくことがある。
▶急性疾患や慢性疾患の急性増悪が重なると発見が遅れることがある。

🔊 ドアノブコメントで気づくこと

> **エピソード例**
> ▶「実は最近よく転ぶようになりました」
> ▶「実は最近物忘れがひどくなりました」
> ▶「実は最近おかしなことをいうようになった」
> ▶「実は最近尿をよく漏らすようになったんです」
> ▶「いつものおじいさんじゃなくなっちゃった」

▶転倒，物忘れ，尿失禁などのエピソードは，羞恥心から最初は報告をためらわれ，ドアノブコメントとして報告される可能性がある。
▶患者さん・家族から，「いつもと違う」と報告を受けたときはくわしく確認したほうがよい。

🔊 プライマリ・ケア医として次にすべきこと
●患者さん・家族への説明

表1. 症状と頻度（文献1 box2より改変）

	症状名	頻度	解説
よくある症状	精神状態の変容	50%～70%	混迷，嗜眠，昏睡，せん妄
	局所神経障害	58%（片麻痺）	片麻痺など・徐々に進行
	頭痛	14%～80%	高齢者は若年者より少ない
	転倒	74%	
	痙攣発作	6%	大きな血腫で多い
	一過性神経障害	1%～12%	言語障害，片麻痺，片側感覚障害
めずらしい症状	単一神経障害		めまい，眼振，上方注視麻痺，眼球運動麻痺
	錐体外路症状		パーキンソン症候群，無動症候群
	ゲルストマン症候群		左右失認，手指失認，失書，計算困難
	易転倒症候群		

表2. 慢性硬膜下血腫について情報収集の手段

	患者・家族	受付・会計	問診	看護師	診察
精神状態の変容	◎	○	◎	◎	◎
局所神経障害	○	○	○	○	◎
頭痛	◎		◎	◎	○
転倒	◎	○	◎	◎	○
痙攣発作	◎		◎	○	○
一過性神経障害	◎		◎	○	○
常用飲酒			◎		
常用薬			◎		
既往歴			◎		

▶認められる症状が，慢性硬膜下血腫という疾患によって生じている可能性があること．
▶慢性硬膜下血腫の診断のためには頭部CT検査が必要であること．
▶慢性硬膜下血腫であれば，低侵襲な手術によって症状が回復する可能性が高いこと．
▶数日間の入院が必要になること．

●検査・診断
▶精神状態の変化や認知機能低下の鑑別診断は多岐にわたるが，他の検査とともに一度は頭部CT検査を施行する．
▶各種症状やリスク因子の存在から，慢性硬膜下血腫の事前確率が高いと判断した場合は，脳神経外科への紹介を念頭に，早期に頭部CT検査をオーダー

する。

◆引用文献
1) Adhiyaman V: Chronic subdural haematoma in the elderly. Postgrad Med J, 78: 71-75, 2002.
2) 新阜宏文：老年者の慢性硬膜下血腫．日本脳外科雑誌, 14: 359-363, 1995.

8 心不全

菅野　哲也

- 心不全の主な症状は呼吸困難だが，慢性的には疲労，やせ，腹部膨満，むくみなどの症状があり徐々に進んでいく場合もある。
- しかし，大部分の患者さんは症状に気づいておらず，自ら訴えることは少ない。
- 浮腫，体重増加，労作時息切れなどで，ADL（日常生活動作）が下がっていることに気づくのは，むしろ診察室にたどり着く前である。
- 容貌の変化も一つの観察点であるため，事務や看護師がいつもと違うと気づいている場合も多い。
- 靴下や普段，身につけているものの変化にも注意したい。

患者さん・家族の訴えから

エピソード例

- （家族）「足がとてもむくんでしまって，あまり歩けません」（本人はむくみに気づいていない）
- （家族）「うちにいても，トイレぐらいしか動きません」
- （本人）「前の医者から喘息といわれていました」
- 呼吸困難があれば心不全を疑ったほうがよい（感度は100%）[1]。
- 呼吸困難は，高齢者では喘息や肥満，加齢のせいとされ，気にとめられていないことがある。
- 喘息との診断でテオフィリン徐放剤などが処方されていることがある。
- 本人はあまりむくみに気づいていないことがほとんどで，高齢者ではデイサービスや訪問看護でむくんでいるといわれて受診することがある。足背だけのむくみが多い印象がある。
- 一日中椅子に座っている高齢者は下腿以下がむくんでおり朝には改善する。

受付・会計窓口で気づくこと

エピソード例

- いつもなら自分で車を乗り降りできるのに，人の手を借りてきた

- ▶薬が余っているのでいらないという
- ▶ゆっくりカートを押しているのに，汗をだらだらかいている
- ▶待合室で咳をして苦しそうにしている
- ▶高齢者で病院の送迎やタクシーを使っている場合，乗り降りがたいへんになっている。
- ▶（利尿薬などの）「薬が余っているのでいらない」と返事がある場合は，副作用のため飲んでいない可能性がある。
- ▶胸を押さえながら入ってきたり，呼吸が浅いときは呼吸困難があるかもしれない。
- ▶ゆっくり歩いているのに息切れしている。
- ▶あぶら汗をかいている。

問診で気づくこと

エピソード例

- ▶（本人）「駅の階段がつらいのです」
- ▶（本人）「お風呂は銭湯にいきたいんだけれど，最近いけない」
- ▶（家族）「しょっぱいものが好きなんですよ。漬物に醤油かけるんです」
- ▶（家族）「夜，苦しくて眠れないみたいなんです」

- ▶動悸がするという訴えがあれば，心房細動による心不全の悪化が考慮される。
- ▶不眠を訴える患者さんは，夜間発作性呼吸困難のために眠れないのかもしれない（感度39％）[1]。
- ▶これまでは昇れていた駅の階段が昇れなくなるという訴えもよく聞く。
- ▶疲労や倦怠感のためにしばらく風呂に入っていない，銭湯までが遠く感じるようになったという患者さんもいる。
- ▶漬物好きだという人は漬物に醤油をかけて食べている。しかし家族が同じような塩分摂取をしており，その異常な量に気づかない。

看護師が気づくこと

エピソード例

- ▶健康診断で驚くほど体重が増えている
- ▶なんとなく身なりが汚らしく見える
- ▶家のスリッパを履いてきて，転びそうになっている

- ▶なんだかすこし太ったかもしれない
- ▶健康診断で体重を測る際には，体重の増減に注意すると気づくことがある。
- ▶普段は靴を履いているのに，むくみのため靴が履けずサンダルやスリッパできてしまう。
- ▶動くのがおっくうになり，かかりつけという気安さからかパジャマ姿でくる人もいる。

🔊 診察所見で気づくこと

エピソード例
- ▶なんとなく苦しそう
- ▶ヒーヒーいっている
- ▶顔が一回り大きく見える
- ▶瞼が腫れぼったく見える

- ▶見た目の印象で顔がむくんでいると，普段見慣れている医療者が気づく。
- ▶胸部の診察の際にも，肩で息をしてしまい，うまく聴診のタイミングが合わない。
- ▶心尖拍動の外側移動(感度66% LR + 16)，III音の聴取(感度24% LR + 27)[2]にも注意したい。
- ▶甲状腺の診察とともに頸静脈怒張もみておくとよい。診察室の椅子では45度の姿勢をとることがなかなかむずかしいが有用（特異度が98%と高い）[2]。座位または立位でも怒張がみられる場合は心不全の可能性を考える。

🔊 ドアノブコメントで気づくこと

- ▶「最近，だるくて，疲れやすいんですが，これは何でしょう」といった漠然とした訴えが聞かれる場合にも，心不全の鑑別は入れておくべきである。
- ▶「よく風邪をひきます」といってカルテを見てみると，頻回に受診しており，咳止めなどが処方されている。それは風邪ではなく，心不全の徴候であるかもしれない。

🔊 プライマリ・ケア医として次にすべきこと

●**本人・家族への説明**
- ▶単に「心不全」であると伝えても，病態生理的な事象を話しているのみで患

者さんには理解できない。「心臓が悪くなっているので，動くと苦しくなり，身体がむくみ，しんどいのだと思いますよ」と具体的に告げるほうがよい。
▶内服治療が重要だが，水分，塩分などの自己コントロールが重要であることを伝える。

●本人への問診
▶どのような食事をとっているかを把握しておく。塩分摂取や食習慣の嗜好は行動変容を促す際に必要な情報である。
▶心筋症の家族歴，持続する高血圧症，心筋梗塞の既往（感度59%）[1]，などの有無を聞く。

●診察
▶車椅子や寝たきりなどの患者さんでは，背部や臀部の浮腫もよくみる。
▶浮腫が高度になり，陰嚢水腫がみられる場合がある。

●検査
▶呼吸苦がある患者さんでは心電図と胸部X線を撮影する。
▶心電図で下壁Q波や左脚ブロックがあれば（感度94%，LR 2.4）[3]，CBC，血糖，肝機能，電解質，脂質，BUN，クレアチニン，尿定性，TSHなどを追加する。
▶BNPなどのマーカーが確定診断に役立つ（BNP<100pg/mLでは心不全が除外される）[4]。

●診断
▶確定診断は心エコーで行う。
▶原因としては冠動脈疾患が70%を占め，高血圧性，特発性が多い。比較的少ないが弁膜症，糖尿病も原因として考えられる。心筋症，甲状腺機能異常，貧血などの原因によるものはまれであるが考慮すべきである[2]。

●今後のケアについての話し合い
▶来院時には体重を測るようにする。自宅で毎日測ってもらえればなおよい。
▶塩分制限は症状がある場合有効であるが，過度にならないように患者さん・家族と相談しておく[5]。

◆引用文献
1) Davie A: Assessing diagnosis in heart failure: which features are any use?. QJM, 90(5): 335-339, 1997.
2) Dosh SA: Diagnosis of heart failure in adults. Am Fam Physician, 70(11): 2145-2152, 2004.
3) Davie AP, Francis CM, Love MP, et al Value of the electrocardiogram in identifying heart failure due to left ventricular systolic dysfunction. BMJ, 312(7025): 222-222, 1996.
4) Korenstein D, Wisnivesky JP, Wyer P, et al The utility of B-type natriuretic peptide in the diagnosis of heart failure in the emergency department: a systematic review. BMC Emerg Med, 7(1): 6. d10.1186/1471-227X-7-6, 2007.
5) Taylor RS, Ashton KE, Moxham T, et al Reduced dietary salt for the prevention of cardiovascular disease. The Cochrane database of systematic reviews, (7): CD009217, 2011.

9 心筋症

本村　和久

- 心筋症には，さまざまな原因があるが，徐々に進行する心筋症の場合，症状は初期には現れず，診断は心筋症が進行してしまったあとでないとつかない場合も多い。
- 急性心筋炎による心筋症は数時間～数日単位で悪化する。
- 糖尿病患者さんでは，無症候性の心筋梗塞もあり，虚血性の心筋症を発症している可能性がある。
- 未治療の高血圧をみた場合には，心筋症の存在にも注意が必要である。
- アルコール依存症がある患者さんでもまれに心筋症を起こしている可能性がある。
- ストレスがきっかけで起こる，症状が急性心筋梗塞に類似したたこつぼ型心筋症にも注意が必要。

患者さん・家族の訴えから

エピソード例

- (本人)「最近，夜に目覚めて起きてしまう。起きるとトイレにいくんです」
- (本人)「3日前から，発熱，咳があって，体がだるくって。歩くと息切れするようになったんです」
- (家族)「以前よりあまり歩かなくなりました」
- (家族)「階段をゆっくり昇るようになりました」

- 何らかの症状（息切れや浮腫など）が目立つようになるはずだが，症状が緩徐に進むと患者さん・家族とも無自覚であることも多い。
- 労作時の息切れがあっても「年のせい」と思っている（思われている）こともある。
- まれではあるが，不眠や夜間頻尿が心不全の症状であることがある。
- 急性のウイルス性心筋炎から起こる心筋症の初期では，発熱，全身倦怠感，咳などいわゆる風邪症状のみが症状であることがある。

🔊 受付・会計窓口で気づくこと

> エピソード例

- (受付)「○○さん，以前より太った？」「お顔が丸く見える」
- (受付)「○○さん，靴が合わなくなったと玄関でぼやいていました」
- (受付)「靴が入らないとのことで，スリッパでこられていました」
- いつもより顔がむくんでいる。
- 以前より動作がゆっくりしている。

🔊 問診で気づくこと

- 最近，体重が増えてきているという。
- 身体を動かすとすぐに息切れがするという。
- 夜間の発作性呼吸困難があるという。
- よく眠れないという。
- アルコールを多飲しがちという。
- 糖尿病の既往がある。
- 高血圧の既往がある。

🔊 看護師が気づくこと

> エピソード例

- 歩いて来院したあとで待合室での息切れがある
- 顔や足の浮腫が明らかにある
- 体重測定したところ体重増加がわかった。
- 受診時の息切れ（歩いて来院したあとなど）。
- 外表上の浮腫。

🔊 診察所見で気づくこと

- 血圧低下，頻脈があって心不全なら重篤な左心不全を考える必要がある。
- さらに急性の経過なら「血行動態の破綻を急激にきたし，致死的経過をとる」，「体外循環補助を必要とした重症度を有する」劇症型心筋炎（生存率は約60％）[1] を考える必要がある。慢性の経過をたどる心筋炎では，バイタルサインに異常がみられないかもしれない。体重増加も重要な所見となりうる。
- 下腿に浮腫がある。

▶心雑音がある，呼吸音でラ音・喘鳴が聴かれる。
・心雑音の存在は心筋障害を表しているかもしれない。ラ音，喘鳴の有無を確認する。
▶頸静脈に怒張がある。
・ベッドを30度から45度に挙上し患者さんをリラックスさせ，静脈の拍動をみる。

> **NOTE**
> 診察所見における心不全の感度・特異度・尤度比について
> 上記の診察所見が実際にどの程度臨床上役に立つのか，数字で示してみたい。
> 表1 診察所見における心不全の尤度比（文献2を参考に作成）
>
> | 症状 | 陽性尤度比 | 95%信頼区間 |
> |---|---|---|
> | Ⅲ音聴取 | 11 | 4.9〜25.0 |
> | 頸静脈怒張あり | 5.1 | 3.2〜7.9 |
> | ラ音聴取 | 2.8 | 1.9〜4.1 |
>
> | 症状 | 陰性尤度比 | 95%信頼区間 |
> |---|---|---|
> | 頸静脈怒張なし | 0.66 | 0.57〜0.77 |
> | ラ音聴取なし | 0.51 | 0.37〜0.70 |

🔊 ドアノブコメントで気づくこと

エピソード例
▶「最近，年を感じて…」，「疲れやすくなって…」
▶何をもって「年」，「疲れ」と感じているのか「そんなふうに感じているのですね」，「どうしてそう思うのですか」などの質問を行う。

🔊 プライマリ・ケア医として次にすべきこと

●患者さん・家族への説明
▶「何となく疲れやすくなって」などはっきりしない訴えのなかに，重篤な疾患が紛れている場合があることを伝える。
▶X線，心電図といった基本的な検査を定期的に行うことの重要性を伝える。
▶心不全症状が明らかであれば，運動制限の必要性について伝える。

●本人に問診（病歴聴取）
▶体重増加について；受診時の体重測定を正確に（上着や携帯している小物に

注意）行い，受診ごとにチェックする。
▶労作時呼吸困難について；どれくらいの労作（歩行距離，階段の使用など運動強度を明確化）で起こるのか，安静にするとどれくらいの時間で回復するのか（回復にあまりに時間が長い場合は労作性そのものを疑う）を聞く。
▶夜間の発作性呼吸困難について；寝てからどれくらいの時間で起こるのか，起こってからどうすると回復するのか（座位で回復すれば心不全らしい徴候：起座呼吸）を聞く。
▶急性の胸痛，動悸，息切れでは，急性冠症候群はもちろん，たこつぼ型心筋症の可能性もある。
▶糖尿病の既往があれば，無症候性の心筋梗塞のリスクが上がることを念頭に入れる。
▶高血圧の既往があれば，高血圧性心筋症のリスクが上がることを念頭に入れる。

> **NOTE**
> 上記の病歴が実際にどの程度臨床上役に立つのか，数字で示してみたい。
> 表2 病歴における心不全の尤度比（文献2を参考に作成）
>
> | 症状 | 陽性尤度比 | 95%信頼区間 |
> | --- | --- | --- |
> | 発作性夜間呼吸困難あり | 2.6 | 1.4〜4.5 |
> | 起座呼吸あり | 2.2 | 1.2〜3.9 |
> | 労作性呼吸困難あり | 1.3 | 1.2〜1.4 |
>
> | 症状 | 陰性尤度比 | 95%信頼区間 |
> | --- | --- | --- |
> | 労作性呼吸困難なし | 0.48 | 0.35〜0.67 |
> | 起座呼吸なし | 0.65 | 0.45〜0.92 |
> | 発作性夜間呼吸困難なし | 0.70 | 0.54〜0.91 |

▶不眠について；寝つきが悪いのか（入眠障害），途中で起きるのか（中途覚醒），熟睡できないのか（熟睡障害）を聞く（表2）。
▶アルコール多飲について；簡単な質問で問題飲酒をスクリーニングする方法がある（「3.アルコール依存症」参照）。
▶たこつぼ型心筋症について；高齢者では心理的，身体的ストレスから起こる急性の心筋症としてたこつぼ型心筋症が知られている。大まかな診断基準には下記[3]がある。

> **NOTE**
> たこつぼ型心筋症の診断基準：以下の四つをすべて満たすもの
> ・一過性の左室機能不全を認める。
> ・冠動脈閉塞所見がない。
> ・心電図異常 or トロポニンの上昇を認める。
> ・褐色細胞腫と心筋炎を認めない。

▶無症候性心筋梗塞について；糖尿病は無症候性心筋梗塞のリスクといわれており[4]，糖尿病の既往は重要な病歴聴取となる。

▶高血圧性心筋症について；高血圧症が長い期間放置されていると心筋への影響が大きくなる[5]。無症状で心筋障害が進行する場合があり，注意が必要である。

●本人に問診（鑑別診断）

▶心筋症の原因について，鑑別を念頭に入れた問診を行う。

> **NOTE**
> ＊心筋症には大きく以下の五つのタイプがある[6]。
> ・拡張型（dilated cardiomyopathy: DCM）
> ・肥大型（hypertrophic cardiomyopathy: HCM）
> ・拘束型（restrictive cardiomyopathy: RCM）
> ・催不整脈性右室心筋症（arrhythmogenic right ventricular cardiomyopathy/dysplasia : ARVC/D）
> ・分類不能の心筋症（unclassified cardiomyopathies）
>
> ＊拡張型心筋症の原因について，よくみられるものには下記がある。
>
> 表3　拡張型心筋症の原因と頻度（文献7を参考に作成）
>
> | 原因 | 頻度 |
> | --- | --- |
> | 特発性 | 50% |
> | 心筋炎による心筋症 | 9% |
> | 虚血性心疾患 | 7% |
> | 浸潤性心筋症 | 5% |
> | 周産期性心筋症 | 4% |
> | 高血圧性 | 4% |
> | HIV 感染症 | 4% |
> | 薬物中毒 | 3% |

●検査

▶胸部X線，心電図，血液検査が一般的な検査となる。各検査における陽性尤

度比，陰性尤度比は下記のとおりであり，病歴，身体所見での値より，より診断に有用な値となっており，病歴，身体所見と組み合わせることで，心筋症による心不全の診断が可能となる。

📄NOTE

表4　検査における心不全の尤度比（文献2を参考に作成）

症状	陽性尤度比	95%信頼区間
胸部X線：肺うっ血あり	12.0	6.8〜21.0
心電図：心房細動あり	3.8	1.7〜8.8
血液検査：BNP250pg/mL以上	4.6	2.6〜8.0

症状	陰性尤度比	95%信頼区間
胸部X線：心拡大なし	0.48	0.23〜0.48
心電図：異常なし	0.64	0.47〜0.88
血液検査：BNP100pg/mL以下	0.11	0.07〜0.16

●診断
▶心筋症の原因についてはこの段階で診断がつかず，心エコーやカテーテル検査など循環器内科での精査が必要であること説明する。

●今後のケアについての話し合い
▶症状が軽微でも重篤な病気となりうることや食事・運動制限など今後の日常生活に注意が必要となることを話し合う。

◆引用文献

1) 2008年度合同研究班報告　班長 和泉 徹：急性および慢性心筋炎の診断・治療に関するガイドライン（2009年改訂版）（www.j-circ.or.jp/guideline/pdf/JCS2009_izumi_d.pdf）
2) Wang CS, et al: Does This Dyspneic Patient in the Emergency Department Have Congestive Heart Failure? JAMA, 294(15): 1944-1956, 2005.
3) Prasad A, Lerman A, Rihal CS: Apical ballooning syndrome (Tako-Tsubo or stress cardiomyopathy). Am Heart J,155(3):408-417, 2008.
4) Arnold SV, et al: Eur J Prev Cardiol. 2014 Apr 16. Association between diabetes mellitus and angina after acute myocardial infarction: analysis of the TRIUMPH prospective cohort study.
5) Iriarte M, et al: Classification of hypertensive cardiomyopathy. Eur Heart J (Suppl J): 95-101, 1993.
6) Richardson P, McKenna W, Bristow M, et al: Report of the 1995 World Health Organization/International Society and Federation of Cardiology Task Force on the Definition and Classification of cardiomyopathies. Circulation, 93:841, 1996.
7) Felker GM, Thompson RE, Hare JM, et al: Underlying causes and long-term survival in patients with initially unexplained cardiomyopathy. N Engl J Med, 342:1077, 2000.

10 COPD（慢性閉塞性肺疾患）

大島　民旗

- COPDは世界の死因の第4位で，日本では第9位である。日本での大規模疫学研究NICEスタディでは40歳以上の有病率は8.6％と推定されかなり高率であるが，実際に診断されているのはその1割といわれている。
- COPDの最大の原因は喫煙であるが，喫煙者がすべてCOPDになるわけではなく，喫煙者の15〜20％と推定されている。とくにCOPDを発症する人には唯一の進行を防ぐ治療である「禁煙」への動機づけをいち早く行う意味でも，自覚症状のない（乏しい）壮年期から早期に発見し介入する必要がある。
- COPDが見逃されやすいもう一つの世代は，高齢者である。喫煙本数はすでに1日数本に減っていたり，何年か前に禁煙していたりして，鑑別としてあがりにくくなる。加えて高齢者の場合，労作性呼吸困難を感じない程度に生活パターンを修正する（例：外出を控える，重い荷物を持って歩かない）ため，患者さんも家族も気づかないこともある。
- 特徴的な身体所見はかなり進行してから出現する。早期発見のカギは「運動負荷」である。

患者さん・家族の訴えから

エピソード例

▶（本人・家族）風邪をひいているわけでもなく，普段からときどき咳き込んでいる（とくにタバコを吸ったあとなど）
▶外出するのに歩くのがおっくうで，自転車を使うようになった
▶（家族）一緒に外出したときなど，肩で息をしている

▶ COPDはきわめて緩徐に進行する疾患であるため，患者さん本人は症状があっても「こんなもの」と思っていることが多い。
▶ 初期症状としては咳嗽がある。これも患者さん自身は気づいていないことが多く，患者さん自身に質問しても，あると認めないことが経験的に多い。同居している家族に質問すると，よく咳き込んでいるとわかることがある。

🔊 受付・会計窓口で気づくこと
- ▶受付，会計窓口は労作時の状況を観察するチャンスである。
- ▶診療所に入ってきて受付を行い，待合室に座るまでの間に努力呼吸（いわゆる「肩で息をしている状態」）であれば，何らかの呼吸器疾患をもっている可能性を考える。
- ▶口をすぼめてゆっくり息を吐き出す「口すぼめ呼吸」も，COPD患者さんが無意識に習得していることがある。
- ▶座っているときに背筋がまっすぐしていて「姿勢がよい」ことが多い。これは横隔膜の運動がなるべくしやすいように，自然に行っているものである。

🔊 問診で気づくこと
- ▶純粋にCOPDの症状（呼吸困難）が主症状で外来を受診することは経験上少ない印象である。
- ▶よく経験するのは，気道感染症状で受診した際にCOPDの合併が発見されること。咳が長引いている，以前より動きがゆっくりになった，体重が徐々に減っている，など。
- ▶労作による心拍数の増加を「動悸」，「胸部圧迫感」として訴える人もいるので，心疾患の精査だけにとどまって見落としのないようにする。
- ▶単純に「タバコを吸いますか？」と聞くだけでは元喫煙者をピックアップできないので，「タバコを吸ったことがありますか？」の問いかけ方が必要。同様に現在の喫煙本数だけでなく，過去に最も吸っていたときはどれくらいかの質問も重要。

🔊 看護師が気づくこと
- ▶COPD患者さんの多くは重喫煙者であるので，長年の喫煙による「Smoker's face*」といわれる深いしわ，歯のヤニや歯茎の血行不良などは喫煙者の証拠である。
    - *Smoker's face：年齢以上にしわが深く，皮膚にはりがなくなり，たるみのある喫煙者特有の顔をいう。タバコに多く含まれるニコチンが，皮膚に栄養を供給する毛細血管を収縮させ，肌の乾燥を進行させた結果。日本人などアジア系の喫煙者では非喫煙者に比べ，顔がやや浅黒い感じがするのも一つの兆候
- ▶バイタルサインの測定時，歩行後すぐであれば頻脈になっていることがある。

重症でなければ SpO_2 はあまり極端には下がらない。

🔊 診察所見で気づくこと
- COPD の身体所見として特徴的な所見として，樽状胸郭，胸鎖乳突筋など呼吸補助筋の発達，Hoover 徴候（吸気時に胸郭が陥凹）などが教科書的には知られているが，これらの身体所見が認められるのはある程度進行してからである。
- 壮年のうちに COPD をみつけるうえでは，通常の状態では自覚症状が乏しくても，感冒症状に引き続き咳が長引くか，運動時に息切れするかなどが意識したい質問である。
- 高齢者では，労作性呼吸困難を自覚するほど負荷がかかることが少ないため，普段の生活ではあまり困っていない。息苦しさを訴えるのはかなり進行例である。

🔊 ドアノブコメントで気づくこと
- 「そろそろ，タバコやめなアカンかな……」と最後に患者さんがつぶやいたら，何か体調の変化を自覚している証拠。

🔊 プライマリ・ケア医として次にすべきこと
- 聴診器を胸骨切痕上に当て，最大吸気位から強制呼出をしてもらい，ストップウォッチで測ってその時間が 9 秒以上なら COPD が推測される。
- 診断のためにはスパイロメトリが必須である。自施設に設置していなくても，重症度の判定のためには実施を検討したい。ただし，身体所見から明らかなほど進行した場合は，胸部 X 線で他疾患（肺がん，間質性肺炎など）の除外さえすれば検査によって診断が変わることはほぼない。
- 喫煙者には COPD の発見は禁煙への強力な説得力となる。スパイロメトリでの"肺年齢"を提示すると患者さんを落胆させることもあるが，禁煙と適切な治療である程度回復可能であることをあわせて伝える。
- 労作時の呼吸困難があっても，本人が慣れていて薬物治療を希望しないこともある。とくに高齢者には，COPD の治療の主体である吸入療法は面倒と思われがちである。「だまされたと思って 2 週間ほどしっかり使ってください」といって何とか使用してもらい，効果を実感してもらうアプローチを検討す

る。

◆参考文献

日本呼吸器学会COPDガイドライン作成委員会:COPD(慢性閉塞性肺疾患)診断と治療のためのガイドライン第4版,メディカルビュー社,東京/大阪,2013.

McGee S: Evidence-Based Physical Diagnosis 3rd edition, Saunders, Philadelphia, 2012.

11 成人の喘息

富田　さつき

- 成人の喘息の初期には，喘鳴を伴わず長引く咳を訴えてプライマリ・ケア医を受診することも多い。
- 受付では，外から院内に入った途端の咳込みや待合室で座って待っている間の咳込み等を注意して観察する目が求められる。
- そのため，普段から受付で応対するときには，「苦しそうだ」，「言葉と言葉の間が切れ切れになる」，「肩で息をする」，「ひゅーひゅーという音が聞こえる」等の呼吸状態のチェックを自然にできるように指導し，受付の時点で外来トリアージをして直ちに医師に伝えるように徹底しておくことが必要である。
- プライマリ・ケア医の診療所にも必ず1台スパイロメータを用意しておくと有用である。
- プライマリ・ケア医の段階で初期の喘息と診断すれば，早期に治療を開始することができるため，その後の重症化や喘息死を防ぐことが可能となる。その意味でプライマリ・ケア医の果たす役割は大きいと考えられる。

患者さん・家族の訴えから

エピソード例

▶ （本人）「咳のために夜眠れないんです」
▶ （家族）「夜中に咳込んで起きあがったり，すこし落ち着くと横になったりの繰り返しで横に寝ている自分も眠れません」
▶ （本人）「昼間，座っているとついつい寝てしまいます」
▶ （家族）「歩いたりすこし走ったりすると，苦しそうに見えることがあります」

▶ 成人の喘息では，喘鳴を伴わず，長引く咳を訴えることも多い。
▶ 夜間の咳で横になって眠れないため，起き上がって眠ろうと努力することもあり不眠を訴えることも多い。
▶ 体動時・運動時に息切れを自覚することもある。

受付・会計窓口で気づくこと

> **エピソード例**
> - いつもと違って息をするのが苦しそうに見える
> - ひゅーひゅーという喘鳴が聞こえる
> - 咳込んで話が遮られる
> - いつもより眠そうでぼんやりして見える

- 待合室にいてもときどき咳込む様子がみられる。
- 外から院内に入った途端に咳込む。
- 受付まで移動してくるとき喘鳴が聞こえる。
- いつもより眠そうで待合室の椅子に座って寝ていることが多い。
- 普段から事務のスタッフには，呼吸状態のチェック（苦しそうだ・言葉が切れ切れになる・肩で息をする等）を心がけ，気づいたときには緊急に医師に伝えるように指導しておくことが必要である。

問診で気づくこと

> **エピソード例**
> - 「最初は，風邪をひいたのがきっかけで咳だけ残ったと思っていたが，なかなか止まらない」
> - 「咳が長引いてくると結核や肺がんではないかと心配になるが，不安でいい出せない」
> - 「夜の咳で睡眠不足のためか，集中力が欠けたり全身倦怠感があって仕事に支障が出ている」

- 咳が長引いているだけで本人が気にとめていないことも多いため，受付や看護師等が気づいたことがあれば，それに基づいて詳細を聞き出す努力が必要である。
- 咳込んで問診が遮られることがある。

看護師が気づくこと

> **エピソード例**
> - 待合室から診察室や処置室に移動するのに時間がかかる
> - 移動後も呼吸を整えるために話し出すまでに時間がかかる

- 待合室から診察室までの移動で息切れて呼吸が苦しそうだ。
- いつもより集中力に欠けており眠そうである。

🔊 診察所見で気づくこと

> **エピソード例**
> ▶ 椅子に座ってもしばらく話ができない
> ▶ 話をしようとしたり，診察室に入ってきたことがきっかけで咳が止まらなくなる

▶ 聴診にて（ときには聴診器を用いなくても）喘鳴が聞こえる。
▶ 診察室の椅子に座るまでにいつもより時間がかかり呼吸数の増加をみる。

🔊 ドアノブコメントで気づくこと

▶ あまりに咳が長引くので，肺結核や肺がんなど怖い病気ではないかと不安に思って，逆にいい出せない人も多い。
▶ 以前，両親など心不全で同様に喘鳴が続いていた人が周囲にいたので，自分も心不全ではないかと不安に思っている人もいる。
▶ 上述のようにさまざまな心肺疾患を怖れている人も多いので，不安を聞き出す努力をすると同時に早めに器質的疾患の否定をすることが重要である。

🔊 プライマリ・ケア医として次にすべきこと

●患者さん・家族への説明

▶ 長引く咳や喘鳴は，患者さん・家族にとっても不安であるが，いずれ改善するかもといたずらに経過をみていたり長期間咳が続けば続くほど，他の疾患の可能性を感じて不安が増し，いい出せないことも多い。
▶ 受付・看護師からの報告をもとに医師が咳の陰に隠れている患者さんの不安を早期に察知し，咳・喘鳴・息切れについて問診を重ね早期に診断する必要がある。
▶ 喘息は，成人になって発症することも多く，喘息と診断されれば，現在は，予防可能な吸入薬もありコントロールはむずかしくないと安心してもらう。
▶ 現在では喘息は，発作時のみ治療する病気ではなく，降圧薬が心・脳血管疾患を予防するように，きちんと吸入を続けることで日常生活や社会生活も普通の人と変わらず行えると説明する。

●検査・診断

▶ 診療所には，必ず1台は，スパイロメータを用意することが望まれる。スパイロメータにて閉塞性換気障害を確認し，β刺激薬吸入により1秒率が改善

することを確認できるとさらに診断に役立つ。
- ▶スパイロメータは，増加するCOPDについても役立つものであり，高額な器械ではないので診療所に1台あると有益と思われる。
- ▶胸部X線による肺結核・肺がん・間質性肺炎等の器質的肺疾患を否定する。
- ▶百日咳・マイコプラズマ等の感染後の咳を否定する。

●今後のケアについての話し合い
- ▶喘息は，現在ステロイド吸入やステロイド＋β刺激薬吸入の合剤を正しく使用することにより，高血圧症のような生活習慣病と同様に，日常生活・社会生活ともに今までと変わらず営める病気であると最初にきちんと説明する。
- ▶長引く咳で受診し，初期段階で喘息と診断すれば，早期に治療を開始することができ，さらに重症化や喘息死を防ぐことができると考えられる。
- ▶そういう意味で，プライマリ・ケア医の果たす役割は大きい。

12 肺結核

福島　智恵美

- 必ずしも，咳・痰を主訴に受診するとは限らないため，食欲低下，だるさで来院したケースも，咳や痰，寝汗，体重減少について質問する。
- 本人のみならず，家族やヘルパーに微熱や寝汗などの症状の有無について質問する。
- 徐々に進行するため，定期受診中に気づけない場合がある。かえって久しぶりに出会う家族やスタッフが気づく場合がある。
- 感染症法に基づき，保健所への届出が必要であり，排痰し塗抹陽性の場合，専門病院での治療が必要である。
- 治療は途中で中断してはいけないことを説明する。DOTS*という方法もある。
  - *DOTS：directly observed treatment short-course（直接服薬確認療法）。患者さんが適切な用量の薬を服用するところを医療従事者や治療支援者が目の前で確認し，治癒するまでの経過を観察する治療方法。

患者さん・家族の訴えから

エピソード例

▶（家族・ヘルパー）「寝汗のため洗濯物の回数が増えた」
▶（家族）「夜間の寝汗で着替えが増え，夏は過ぎて寒い季節になっても続いている」
▶（本人）「体重が減ってズボンがゆるくなった」

▶ ゆっくり進行している場合，患者さん本人やいつも接している家族はいつもと変わりがないと考えている場合もある。
▶ 咳・痰のみでなく，微熱や寝汗についても質問する。自宅での体温測定を依頼する。
▶ 食欲低下，体重減少，体熱感などを訴えるケースもある。
▶ ときおり認める発熱が主訴の場合もある。在宅寝たきり患者さんの場合，尿路感染症として治療を受けていたケースもある。

🔊 受付・会計窓口で気づくこと
エピソード例
▶ 患者さんに付き添う家族に，以前と比べてやせた印象をもったことからへんだと気づいた
▶ 歩き方がおかしい。整形外科を受診しても「膝痛が治らない」という
▶ 受付後と会計前の待ち時間が診察時間より長いことも多く，このため，診察中には気づきにくい内容に気づける場合がある。
▶ 待合室で咳をしている，痰が絡んでいることに気づくことがある。
▶ 以前に比べてやせたように思われる。
▶ 歩き方がいつもと違う。

🔊 問診で気づくこと
エピソード例
▶ (事例) ベルトがゆるくなったと本人。体重を測ると 4kgの体重減少を認めた
▶ (事例) 風邪をひいたという。聞くと夜に汗をかき，そのため身体が冷えたという
▶ 微熱や寝汗があるという返事があれば，夜間，着替えたり，タオルで身体を拭いたりしていないか，などと聞いてみる。
▶ 「ベルトがゆるくなった」，「以前のズボンが合わなくなった」などの返事があれば体重減少を考え，実際の体重を計測する。

🔊 看護師が気づくこと
エピソード例
▶ (事例) 膝痛で整形外科にて変形性膝関節症と診断を受け，通院しているが，痛みが改善しないと話す。膝に熱感を認めたことから医師に伝えた
▶ 検査などで接する時間が長いとき，咳や痰に気づくことがある。
▶ 何となく元気がない。
▶ 他院にかかっているが治らないという話を聞くことがある。

🔊 診察所見で気づくこと
エピソード例
▶ 普通の診察上の会話では気づかないが，患者さんを診察で臥位にしたり，座位に

したりすることで痰があることに気づく
- (事例）変形性膝関節症で他院整形外科受診中だが，症状改善せず，膝に熱感を認めると看護師より連絡あり．X線で骨融解を認めた．また，関節液培養から結核菌を認め，結核性化膿性膝関節炎であった
- 診察時にやせに気づくことがある．
- 通常の診察では気づかなくても，腹部所見をとるために臥位にしたり，往診患者さんをベッドから起こしたりすることで体位交換になり，咳と痰が誘発されることがある．
- 診察室に入ってくるときに歩き方がおかしい．

🔊 ドアノブコメントから気づくこと
- 「最近，食欲が落ちた」という．
- 「膝の痛みで整形外科にかかっているが治らないので，どこかいい病院を知りませんか？」と聞かれる．

🔊 プライマリ・ケア医として次にすべきこと
●患者さん・家族への説明
- 肺結核であるため，塗抹陽性なら専門病院での治療が必要である．
- 保健所に届け出る必要がある．結核発生届と結核医療費公費負担申請書を記載する．
- 届出をしたあとに，保健所から連絡がくる場合がある．たとえば，管轄の保健所によって異なるが，患者さんの家族には伝えてあるか，今までの受診歴について教えてほしい，など．
- 排痰しなくなれば外来治療となり，その場合，自院での継続治療が可能であれば，その旨，紹介先病院や患者さん，家族に伝えておく．
- 治療の中断はしないよう約束してもらう．

●関係者への連絡
- ヘルパーやデイサービス，訪問看護等，本人とかかわったスタッフや施設に連絡を入れる．

NOTE

感染症法について

2007年に結核予防法は廃止になり，感染症法;「感染症の予防及び感染症の患者に対する医療に関する法律」に統合された。結核対策については，感染症法第11条第1項及び予防接種法第4条第1項に基づいて，結核に関する特定感染症予防指針を定めており，2011年5月改正された。2011年の改正の主なポイントは，①病棟単位での病床維持困難，高齢化による基礎疾患を有する合併症患者の増加など，昨今の結核を取り巻く状況の変化をふまえ，必要な結核病床の確保と地域医療連携体制の構築，②多剤耐性結核の発生，結核を診療できる医師の不足などに対応するため，地域連携体制の強化，外来DOTSの推進，院内DOTSの強化，③2015年までに，人口10万人対り患率15以下とするなどの目標を設定。また，多剤耐性結核の発生（2009年の全患者中約0.9％）を認めている。

13 睡眠時無呼吸症候群

浜野 淳

- 閉塞性睡眠時無呼吸症候群 (obstructive sleep apnea syndrome：OSAS) は肥満の有無にかかわらず老若男女に発症する全身疾患の一つである。
- 日本人における OSAS や睡眠呼吸障害 (sleep disordered breathing：SDB) の有病率は欧米と変わらない，もしくは欧米より多いといわれている。
- OSAS や SDB が高血圧症や冠動脈疾患，脳血管疾患，糖代謝異常の発症リスクになっている可能性がある。
- 睡眠障害や高血圧症の悪化などが契機になって OSAS が発見されることがある。
- OSAS は適切な治療で改善する可能性がある。

患者さん・家族の訴えから

エピソード例

▶ (本人)「最近夜中にいびきしているといわれることあるけど，たまたま，いびきしていただけだと思うんですよ」
▶ (家族)「この間，夜中に呼吸が止まっていて，びっくりしました」
▶ (本人)「最近，昼間でも眠いことがあるんですけど，忙しくて睡眠時間がとれないからしかたないですね」

▶ OSAS に典型的な初発症状は，いびきや睡眠時無呼吸であるが，一番先に気づくのは家族であることが多い。
▶ 家族から指摘されても深刻に受けとめない，もしくは，事実として認めたがらない場合もあり，患者さん本人に聞くだけでは不十分なことがある。
▶ OSAS による睡眠不足で日中に眠気があっても，忙しくて疲れているから眠いのはあたりまえだと思って，医療者に相談しないことがある。

受付・会計窓口で気づくこと

エピソード例

▶ 最近，待合室で寝ていることが多い

- (事例) 待合室で意識消失していると緊急コールがかかって見にいったら熟睡していただけということがあり，このエピソードを契機に睡眠障害，OSAS が判明した
- 以前に待合室でいびきをかいて寝ていることがあった
- 家族が，いびきで困っていることを受付で相談してきた
- 日中に眠気があっても，診察室に入るときちんと覚醒できる人でも，待合室では寝てしまって，会計などで呼ばれても気づかないこともある。
- ベッドパートナーがいなくて，いびきの有無がわからない人も，待合室でいびきをかいて寝ていることを契機に OSAS が疑われることもある。
- 受付の何気ない会話で，定期通院中の家族のいびきがうるさくて困っているということがわかり，家族の OSAS に気づくこともある。

問診で気づくこと
エピソード例
- 今までは月2～3回程度しか睡眠導入薬を使用していなかった患者さんの薬剤使用頻度が増えた
- 塩分摂取量の増加や内服アドヒアランスの変化がないにもかかわらず高血圧症のコントロールが悪化した
- 疲れやすいことを相談された際に，睡眠時間は変わらないが熟睡感がないことがわかり，OSAS が疑われた
- 不眠を訴えてきた患者さんに飲酒量について確認したところ，飲酒量の増加と睡眠障害の悪化が並行していることがわかり，飲酒による睡眠障害と OSAS の発症が疑われた
- 以前からあった睡眠障害，高血圧症の悪化を契機に気づくことがある。
- 新たに出現した疲れやすさ，倦怠感の原因検索で OSAS による睡眠障害，集中力の低下に気づくことがある。
- 夜間頻尿の悪化を契機に気づくことがある。
- 飲酒量の増加に伴って OSAS を発症して睡眠障害が増長されることがある。

看護師が気づくこと
エピソード例
- 待合室での血圧が，何度測っても以前より高い

- ▶予診で夜間頻尿のことを心配していた
- ▶昨年に比べて体重が増加している
- ▶診察前の血圧測定で，以前より血圧が高いことが増えて高血圧症の悪化に気づくきっかけになることがある。
- ▶看護師は検査などの説明などで患者さんと会話をすることが多いため，睡眠パターンの変化や，夜間頻尿の出現，家族からいびきを指摘されたエピソードなどを知るチャンスが多い。
- ▶看護師は体形の変化や日常会話などから体重増加に気づくことがあるため，OSASの発症に気づくチャンスがある。

診察所見で気づくこと

エピソード例

- ▶細身の女性の睡眠障害をくわしく聞いていたら，自分のいびきで目が覚めることがあるということがわかった
- ▶安定している甲状腺機能低下症の患者さんに睡眠パターンを聞いたら，以前から熟眠感がないことがわかり，家族からいびき，無呼吸を指摘されたことがあることがわかった
- ▶睡眠障害を伴う抑うつ症状はあるものの，典型的な大うつ病エピソードは認めず，睡眠に関してくわしく聞いたところいびき，呼吸停止，中途覚醒などがあることがわかった
- ▶日本人の場合，肥満でないからといってOSASは否定できない。
- ▶甲状腺機能低下症にOSASを合併することが多いといわれている。
- ▶睡眠障害を伴う抑うつ症状の原因にOSASによる不眠，倦怠感が関係していることがある。

ドアノブコメントで気づくこと

エピソード例

- ▶テレビでOSASの特集を見たという会話をきっかけに，睡眠障害があることを話してくれた
- ▶友人が他院で睡眠時無呼吸検査をやったことを聞き，当院でもできるか聞いてきた
- ▶家族からいびきがうるさいといわれて困っていると帰り際に笑いながら話してく

れた
- ▶「最近，疲れやすい」，「昼寝したくなることが多い」などの訴えはOSASを疑うきっかけになることが多い。
- ▶いびきは問題だと思っている人が少ないので，診察中ではなくて，帰り際に「最近いびきがうるさいといわれてね……」と話す人も多い。
- ▶OSASがマスコミなどで取り上げられることが増えたため，思いあたる症状があって，帰り際に「今度，検査できますか？」と聞いてくる患者さんもいる。

🔊 プライマリ・ケア医として次にすべきこと
●患者さん・家族への説明
- ▶OSASは高血圧，冠動脈疾患，脳血管障害の合併が多く，血管障害による死亡率が高い。
- ▶OSASは交通事故の原因になることもある。
- ▶OSASは適切に治療することで改善することができる。

●問診
- ▶Epworth眠気尺度やベルリン質問票などを参考にOSASの診断基準に当てはまる症状の有無を確認する。
- ▶睡眠障害，日中の眠気などによる日常生活への支障がないか確認する。
- ▶OSASのリスクとされる飲酒歴の有無，飲酒行動の変化があるか確認する。

●検査
- ▶施設で可能ならば簡易型睡眠時無呼吸検査を行う。
- ▶簡易型睡眠時無呼吸検査がむずかしい場合は，睡眠時ポリソムノグラフィを実施できる施設を紹介する。
- ▶OSASのリスクとされる甲状腺機能低下症があるか確認する。

●診断
- ▶OSASの診断基準に基づいて診断する。

●治療
- ▶CPAP（シーパップ）治療の適応について検討し，必要時は専門家へ紹介する。

▶口腔内装置の適応について専門家へ紹介する。
▶生活指導として減量，睡眠中に側臥位をとるようにするなどを提案する。
▶甲状腺機能低下症がある場合には，治療について検討する。

◆参考文献

福原俊一，竹上未紗，鈴鴨よしみ，他：日本語版 the Epworth Sleepiness Scale(JESS) −これまで使用されていた多くの「日本語版」との主な差異と改訂．日本呼吸器学会雑誌，44: 896-898, 2006.

佐藤誠編：睡眠呼吸障害（SDB）を見逃さないために，診断と治療社，東京，2010.

米国睡眠医学会（日本睡眠学会診断分類委員会訳）：睡眠障害国際分類　第2版，医学書院，東京，2010.

14 慢性膵炎

高添 明日香　古屋 聡

- 腹痛は間欠的なため，定期受診のときに診察しただけでは診断をつけることがむずかしい。
- 腹痛の起こる状況（食後・飲酒後），飲酒量などを患者さんや付き添いの家族から聞き出すことが重要である。
- 夕食後や飲酒後に腹痛発作を起こしやすいため夜間救急外来の受診に偏りやすい。
- 腹痛で救急外来を何度も受診しているという情報が重要となる。
- 急性増悪を疑うときは，自身の診療所で抱えず入院対応ができる医療機関に紹介する。
- 禁酒，脂肪制限食，合併する糖尿病へのインスリン管理や栄養指導など生活習慣について積極的・継続的に介入する姿勢が必要である。

患者さん・家族の訴えから

エピソード例

- （本人）「腹痛で何度も繰り返してお医者さんにかかっています。なんとかしてもらえませんか」
- （本人）「食事をとると胃のあたりが痛くなるんです」
- （本人）「よく下痢をします」
- （家族）「糖尿病でしばらく前からインスリン治療中です」
- アルコールを多飲する（とくに男性）。
- 上腹部痛（ときに背部に放散する）を反復して経験する。
- 食後や飲酒後に腹痛発作が起こる。
- 慢性下痢や糖尿病を合併しやすい。

受付・会計窓口で気づくこと

エピソード例

- 受診受付をしてから診察室に呼ばれるまでに何度もトイレにいく

- ▶何度も腹痛で来院し，やせてきている
- ▶定期受診日は元気そうだが，時間外診療時に強い腹痛で何度も受診している。
- ▶トイレによくいく。
- ▶徐々に体重が減少し活気が低下してきている。

📣 問診で気づくこと

エピソード例

- ▶(医師)「どんなときに腹痛が悪化しますか？ どこがどのように痛みますか？既往歴は？」(患者)「痛くてそんなこと答えていられない。なんとかしてください」(前屈姿勢で痛みに耐えている)
- ▶慢性的に持続する下痢があるという(便の様子は脂肪性で，感染性を疑うような高熱・嘔吐はなく，水様性下痢ではないという)
- ▶毎回同じような心窩部痛で来院する
- ▶アルコール多飲歴がある。
- ▶食後や飲酒後に腹痛が出現・増悪する。
- ▶増悪時は心窩部に重度の腹痛を自覚し身をかがめてゆっくり問診できない。
- ▶何度も受診しているが診断がはっきりしないと不信をもっていることがある。
- ▶酒に酔っており自身の症状を説明できないまま，腹部を抱えている。

📣 看護師が気づくこと

エピソード例

- ▶便の検体が下痢状から脂肪分に富んだ軟便
- ▶待合室で何度もトイレにいっている
- ▶排便しても軽快した感じがなさそうでいったりきたりしている
- ▶尿がかなり黄色い(ビリルビン尿)
- ▶看護師は検査検体を採るために患者さんと接することが多いため，尿・便性状の異常や待合室での患者さんの様子に気づきやすい。
- ▶救急外来や時間外受診が多いという看護師の気づきが診断に寄与することも多い。
- ▶家族から飲酒歴や受診歴について情報を得ることもある。

🔊 診察所見で気づくこと

> **エピソード例**
> ▶待合室で痛い痛いと身をかがめていたわりに，腹部触診ではあまり痛がらない
> ▶熱は微熱程度，眼がすこし黄染している
> ▶特徴的な診察所見に乏しく胃腸炎初期の可能性があると伝えると，何度もそういわれ投薬されたがいっこうによくならないと患者さんが訴え続ける

▶患者さんが強い腹痛を自覚しているわりに，心窩部の圧痛が軽度のときはこの疾患を鑑別にあげる必要がある。
▶腹痛は間欠的なことも，持続的なこともある。場所は移動せず心窩部にとどまり，ときに背部に放散する。
▶よく診ると眼球結膜に黄染（黄疸）が出ていることがある。

🔊 ドアノブコメントから気づくこと

▶診察後に「実は何度も腹痛で受診している」というエピソードや「急性膵炎様の激しい発熱・腹痛・嘔吐・頻拍で入院歴がある」というエピソードを聴取することがある。
▶何度も受診しても診断に至らないケースでは，複数の医療機関を時間外に受診している可能性があり，同様の症状で他の医療機関への受診行動がなかったか，市販薬も含めて使用した薬がなかったかなどに配慮し耳を傾けたい。
▶何度も受診しているのに診断がつかない，あるいは症状が軽快しないという医療不信感があるかもしれない。反復する症状で受診するケースにおいては，多少長めの時間を割いて患者さんの訴えと向き合う姿勢をもちたい。

🔊 プライマリ・ケア医として次にすべきこと

●患者さん・家族への説明
▶胃腸炎とは何か異なると感じつつも，度重なる腹痛時に診療所や時間外診療（救急外来）を受診し続ける患者さんは多い。
▶このような患者さんと向き合い必要な検査・診断へつなげていく役割としてプライマリ・ケア医の存在は大きい。
▶患者さんの仕事歴，既往歴，嗜好歴などを聴きながら患者さんの負担とならないよう配慮して検査を組む。
▶腹痛への対処のみならず，禁酒への誘導や糖尿病治療へのアドバイスなども

積極的・継続的に行っていきたい．本人だけでなく家族にも連絡をとり双方に指導すると効果的である．
▶胆石性，特発性（原因不明）の膵炎もあり，偏見をもって対応しない姿勢が必要である．

●検査
▶腹部エコーや腹部X線にて膵石を同定できることが多い．
▶血中や尿中のアミラーゼが上昇する．

●急性増悪時の対応
▶急性増悪時（急性膵炎様の激しい腹痛，嘔吐，発熱，ショック状態を呈しているとき）は入院対応のできる急性期病院に搬送する．

COLUMN

家庭医にとっての慢性膵炎とは

つまり「男性的生活習慣とどうつきあうか」という課題に向き合うことである。
男性的生活習慣関連疾患（慢性膵炎，あるいは痛風など）は
- 機会受診（しばしば，本人の希望ではなく，家人に連れられてくる）もしくは救急受診のことが多い
- 生活習慣（飲酒，喫煙）への指導は徹底しにくい

という特徴をもつ。

◎介入の鍵は，
- 機会受診もしくは救急受診時にこそチャンスがあり，そこから定期的に受診したくなる環境をつくっていくことが重要である。「発作が起こって痛みが出たり，下痢もひどいと仕事にさしつかえるからねー」とあくまで患者さん本位にアプローチすることが大切である。痛風や糖尿病など，ほかの合併症の管理にかこつけて，（すこし間隔が長めであっても）定期受診に結びつけられるとよい。
- 独居や，高齢の親との同居など，生活習慣を自分では律しにくい環境のことがよくあり，そこから逃避したい意味合いをもつ飲酒や喫煙であることも多い。医療機関は「こわいこと（注射や採血）をされたり，やかましく注意されるだけでなく，本音や悩みも聞いてくれる場である」と思ってもらえるとそれは大切な一歩である。
- 生活習慣を温かく管理してくれるパートナーなどキーパーソンが確保できるとひとまず安心できる（このために，忙しい外来のなかであっても，受容的でくわしい生活環境の聞き取りが大切になる）。

◎自院だけでなく，
- 受診だけでなく，あなたを支える仕組みもあるんだよと，アルコール関連のピアサポート（断酒会）や，禁煙支援の場も提供できると，受け手としてキャパシティが拡がる。
- 入院を依頼する病院のケースワーカーや，保健所の精神保健福祉士や，もちろん市区町村の保健師とも必要な場合は躊躇せず，連絡をとる。

（古屋　聡）

15 膵がん

雨森　正記

- 膵がんは早期に症状が現れにくく，症状が現れたときにはすでに進行していることが多い。
- 患者さんや家族から「食事がおいしくない」，「最近元気がない」という抑うつ，認知症を疑われて相談されることがある。
- 「やせた」ことに受付スタッフの観察で気づくこともある。
- 採血し測定した看護師によって誘因不明の糖尿病の急速な悪化に気づかれることもある。
- 診察時の腹部の不定愁訴から気づかれることもある。

患者さん・家族の訴えから（表1）

エピソード例

▶ (本人)「最近食事がおいしくない」
▶ (本人)「寝ているのが一番楽」
▶ (家族)「最近家でぼーっとしていることが多い」
▶ (家族)「あまり外に出なくなった」
▶ 膵がんがうつ症状からはじまることがある。
▶ 家族から抑うつ，認知症を疑われて相談されることがある。

表1. 筆者のクリニックで発見した膵がん患者さん13例（2004-2013年）

症状	
1ヵ月で3kg以上の体重減少	6/13例
食事摂取不良	6/13例
上腹部不快感	5/13例
糖尿病増悪（3ヵ月で1.5%以上）	3/13例
便秘	2/13例
下腹部不快感	2/13例
受診時の身体所見	
黄疸	2/13例
腹水	2/13例

表2. 腰痛の赤旗兆候（red flags）[1]

◎一般的な red flags
- 1ヵ月以上続く腰痛
- 夜間の安静時痛

◎がんをみつける red flags
- 年齢50歳以上　　　（感度0.77　特異度0.71）
- がんの既往　　　　（感度0.31　特異度0.98）
- 説明のつかない体重減少（感度0.15　特異度0.94）
- 夜間の安静時痛　　（感度0.90以上　特異度0.46）

🔊 受付・会計窓口で気づくこと

エピソード例

▶顔を見ただけで前回よりやせている
▶腰の曲がりがひどくなった
▶膵がんは進行の速い疾患なので，前回受診時に比べて体重減少しているのに受付スタッフが気づくことがある。

🔊 問診で気づくこと

エピソード例

▶強い痛みではないが上腹部の違和感を訴えられることがある
▶（事例）「以前はどうもなかったが，最近お腹が張って便秘がちになっている」という訴えがあり，下部消化管の検査を行ったが異常はなく，さらに検査したところ膵がんの症状であった
▶腹部の不定愁訴（腹部膨満感，便秘，上・下腹部不快感）を訴えることが多い。
▶背部痛，腰痛の red flag sign[1]（表2）を訴えることもある。

🔊 看護師が気づくこと

エピソード例

▶糖尿病で受診時に採血した看護師より「○○さん，この数ヵ月食事療法，運動を続けているのに血糖が上がっているので何かおかしい」
▶「○○さん，食事量が減って体重も減っているのに血糖コントロールが悪くなっている」
▶糖尿病で通院中にとくに誘因がなく血糖コントロールが悪化して，採血血糖測定時に看護師が気づくことがある。

🔊 診察所見で気づくこと
> **エピソード例**
> ▶倦怠感を訴えて受診したが診察時に黄疸を認めた
> ▶腹部膨満感で受診時に大量の腹水を認めた

▶体重の減少。
▶受診時にすでに黄疸，腹水を認めることがある。

🔊 ドアノブコメントで気づくこと
▶背中が痛いのでネットで見たら「膵がん」が心配になって，と訴える人が多くなっている。
▶「何もしていないのにやせた」という訴えは常に内臓の悪性腫瘍を考慮しておく。

🔊 プライマリ・ケア医として次にすべきこと
●本人・家族への説明
▶うつ，認知症を疑って受診した場合でも他の疾患や内臓悪性腫瘍，治療可能な疾患の可能性も考慮して検査を行うことを説明する。
▶腹部の不定愁訴について器質的な疾患を除外するために検査は必要なことを説明する。

●問診・検査
▶本人に抑うつ症状，体重減少以外の消化器症状はないか問診する。
▶糖尿病の増悪時には増悪させている因子がないか問診し，必要に応じて検査を行う。
▶うつ病を疑う訴えや症状がないか問診を行う[2]とともに誘因がない場合は悪性腫瘍も考慮に入れて検査を行う。

◆引用文献
1) 仲田和正：腰の診察・手・足・腰診療スキルアップ，シービーアール，東京，p67, 2004.
2) 木村勝智：こんな症状を見たらうつ病を疑う．プライマリ・ケア医による自殺予防と危機管理 あなたの患者を守るために，南山堂，東京，p47-51, 2010.

16 肝がん

小宮山 学

- 肝臓は「沈黙の臓器」といわれ、初期に肝がんの自覚症状が出ることはほとんどないため、定期受診のなかで初期の肝臓がんを診断することは困難である。
- 肝がん特有の症状もなく、基礎にある慢性肝炎や肝硬変の症状と同じく、食欲低下や倦怠感などが最初に出現することが多い。
- 部位別のがん死亡数は肺・胃・大腸に続いて4位であるが、エビデンスのある肝がんスクリーニングもなく、症状出現後の診断時には進行がんであることも多い。
- 進行がんであった場合、主治医は継続して診療しながら早期に診断できなかったことに、患者さんや家族から陰性感情をもたれる可能性もあるが、あくまで支持的に接し、病状進行後の外来や在宅での緩和ケアの介入も視野に入れてかかわる。

患者さん・家族の訴えから

エピソード例

- (本人)「先生、この前出してもらったお腹の薬、あんまり効かないんだよね」
- (家族)「いつもだるそうにして、お腹を気にしている。顔色も悪い」
- 肝臓は「沈黙の臓器」といわれ、初期に自覚症状が出ることはほとんどない。
- 検診や人間ドックで腹部超音波検査や腫瘍マーカーの異常を指摘されて気づくこともある。
- 食欲低下、倦怠感、微熱、便通異常、腹部の圧迫感など非特異的な症状を訴えるなど、腹部症状を中心とする持続的な症状が本人や家族から聞かれたら、肝がんを考慮してみる。

受付・会計窓口で気づくこと

エピソード例

- 最近、だるそうにしている。具合が悪そう
- 以前は飲みすぎのときだけ調子が悪そうだったが、このごろはいつもどよんとし

て，顔色が黒っぽい
- ぼーっとしていて，馴染みの職員の名前が出てこないなど，認知症かと思った
- 受付で事務職員が顔色不良や黄疸に気づくことがある。
- 診察を待っている間，以前と比べて倦怠感が強い様子が見られる。
- アルコールが背景にある場合，いつもは飲んでいるときとそうでないときの差がわかるが，毎回の診察で倦怠感が強い様子が続く。

問診で気づくこと
エピソード例
- 「だるさが全然とれない」，「胃腸の薬を飲んでもお腹のはりがまったくとれない」と訴える
- 肝がん特有の症状はない（肝硬変に伴う場合，食欲低下，倦怠感，体重減少，微熱，黄疸，下痢や便秘などの便通異常を訴える）。
- 腹部のしこり，圧迫感，痛み，お腹が張った感じの訴えがある場合進行した肝臓がんである可能性がある。また急速に悪化する腹部膨満感は，急激に増大する肝がんの可能性がある。
- 慢性ウイルス性肝炎，アルコール性肝障害，肝硬変などが基礎疾患にある場合は事前確率がかなり高くなるため，積極的に肝がんを疑う。

看護師が気づくこと
エピソード例
- （事例）「先生には"いつもと変わらない"っていっちゃったんだけど，実はお腹の上のほうが重いのが続くんだよ。まぁいうほどでもないしね」
- 看護師は説明や検査で患者さんと会話の機会が多く，変化に気づくチャンスがある。
- 医師に遠慮して診察では「症状が改善しない」という訴えをいえずに，看護師にだけ打ち明けることもある。

診察所見で気づくこと
- 身体所見も問診同様に初期には出現しにくく，特有の所見もない。慢性肝炎や肝硬変が背景にある場合，腹水・浮腫・黄疸・クモ状血管腫・手掌紅斑などの所見を認めることがある。

▶激痛や血圧低下を外来でみた場合には，肝臓がんの鑑別と同時に腫瘍破裂も念頭において救急搬送する。
▶対症的に処方した消化器病薬などの効果が認められず，腹部症状の持続がある場合は，必ず鑑別に入れて精査や紹介を勧める。

🔊 ドアノブコメントから気づくこと
▶症状が非特異的であり，緩徐な進行であることも多いため，「年のせい」と考えての訴えもある。
▶通常の診察内で，上記の非特異的な症状，とくに腹部症状を訴える頻度が高くなるときには鑑別順位をあげて診察にあたる。

🔊 プライマリ・ケア医として次にすべきこと
●患者さん・家族への説明
▶疑いの段階でどこまでがん病名を明確にするかは，本人や家族の希望・性格によって異なる。信頼関係が構築されている主治医だからこそできる，個別性の高い説明方法を考える。
▶どこまで踏み込んだ説明をするかは，紹介先病院や医師への配慮も必要である。
▶定期通院中の患者さんの場合，紹介先に丸投げせず，必ず定期通院は継続していただくことを説明する。初診や定期通院中でない患者さんの場合であっても，可能な限り，地域で継続診療する主治医としての役割（後述）があることを説明し，紹介後も地域でフォローする。

●本人に問診
▶非特異的だが，改めて前述の症状につきクローズドクエスチョンで症状を確認する。
▶確定診断の前に「もし進行がんであったら病名や予後予測の告知をされたいか」を可能な限り確認する（アドバンスト・ディレクティブ）。

●検査
▶腹部超音波の技術があれば，腫瘍影を認める。
▶ AFP や PIVKA-II などの腫瘍マーカーの上昇は診断の参考となる。また慢

性肝炎や肝硬変の診断として，肝炎ウイルス検査や肝胆道系酵素の異常や上昇傾向を確認する。

●診断
▶確定診断は一般外来の段階ではつかないため専門医へ紹介する。
▶肝臓がんは生検のリスクは高いため，確定診断はダイナミックCTなどの造影CTや血管造影で行うことが多い。

●関係者への連絡
▶確定診断後，外来スタッフへの情報共有はもちろんのこと，ケアマネ・訪問看護・ヘルパーなど在宅スタッフがいる場合は情報共有する。
▶今後の本人および家族の身体・心理・社会的な変化を予測し，スタッフで話し合って包括的なかかわり方を検討する。

●今後のケアについての話し合い／継続的なかかわりのサポート
▶肝がんに限らず，定期通院中の患者さんに進行がんが発見された場合，本人や家族から「なぜもっと早くみつからなかったのか」と陰性感情をもたれる場合がある。主治医としての正念場であるが，気持ちは正面から捉えあくまで支持的に接し，病状進行後の外来や在宅での緩和ケアの介入も視野に入れてかかわる。
▶アルコールが背景にある場合は，禁酒を強く勧める絶好の機会である。
▶生活面での注意は，背景の肝臓病の程度により禁酒，安静，食事制限など要求される場合があるが，特別なものはない。
▶進行がんである場合は，外来通院を維持しつつ，病院での治療や病院主治医からの説明とその理解も確認のうえ，患者さんと家族の病体験の受容が上手に進むようサポートする。
▶専門医の説明が十分に理解できなかったときの"翻訳"や，専門医に聞きづらかった質問を聞くなど，地域の主治医の役割は大きい。
▶訪問診療を行っている場合は，最終的に在宅医療や在宅看取りも前提に入れたかかわりや，介護サービスの調整なども行う。
▶病状の変化をみながら訪問診療への移行や今後の緩和ケアにむけての話し合いも行う。

▶がん性疼痛や腹水など，病状進行時の苦痛除去も，外来や訪問診療で可能であることを提示して安心していただく。

●早期発見・スクリーニング
▶前述のように肝がんは早期に症状が出ることは乏しく，有効なスクリーニングも存在しないため，スタッフとともに微細な変化に気づき，定期外来ですこしでも早く肝がんをみつけることはプライマリ・ケア医の大きな役割である。
▶日本の肝細胞がんの90％以上が，持続性HCVまたはHBV感染者に発症する。そのため，自治体により肝炎ウイルスのスクリーニング検査を行っている。しかし無症状の健常者に肝炎ウイルス検診を行うことにより，肝炎ウイルス関連疾患の罹患率や死亡率が低減することを証明した研究はいまだない。
▶また，慢性肝疾患，肝硬変患者などハイリスク群に，定期的な超音波検査や腫瘍マーカー検査を行うサーベイランスも，アルゴリズムが示され広く行われている。しかしこれも，現時点で肝細胞がん患者さんの予後改善をもたらすとの十分なエビデンスは示されていない。

◆参考文献
平成22年度がん研究開発費「がん検診の評価とあり方に関する研究」班：肝炎ウイルス・肝がん検診　エビデンスレポート，2011.

17 炎症性腸疾患

土肥　直樹

- 炎症性腸疾患（IBD：inflammatory bowel disease）の患者数は増加している。潰瘍性大腸炎（UC：ulcerative colitis）の患者数は 11 万人を上回り，クローン病（CD：Crohn's disease）の患者数は 3 万人を上回っている[1]。
- UC の発症年齢は 20 歳代が多いが，50 歳代以降の発症も少なくない。CD の発症年齢は 10 〜 20 歳代が中心である[1]。
- 腹痛，下痢，血便を繰り返す患者さんをみたら，年齢にかかわらず IBD を念頭におく必要があるが，CD では血便は 30 ％程度にすぎない[1]。
- IBD では多彩な腸管外合併症がみられる。
- IBD の 29 〜 35 ％に不安神経症もしくはうつ病の併存がある[2]。
- IBD 発症のサインは①腸管内症状，②腸管外合併症，③精神・神経症状であるが，体重減少や精神の変調，皮膚や肛門の異変などを気軽に相談できる外来の雰囲気，体重やバイタルサイン測定のルーチン化，的確な問診と多職種のチームワークが早期発見に寄与すると思われる。

🔊 患者さん・家族の訴えから

エピソード例

- ▶（本人）「最近外食をするとすぐに下痢をするのは年のせいでしょうか」
- ▶（本人）「3 日前から血便が続いていてすこし気分が悪いです」
- ▶（家族）「小学校 5 年生の娘の体重がやや減少気味で，半年くらい前からなかなかトイレから出てこなかったり，学校でも保健室にいることが多いようなのですが」
- ▶（本人）「ときどき下着に便のようなものがつくのですが，病気でしょうか」
- ▶（本人）「過敏性腸症候群といわれて薬を飲んでいるのですが，なかなか下痢が治らなくて」
- ▶（本人）「最近，膝や足，肘や手の関節があちこち移動するように腫れたり痛くなるのですが」

> 📄 NOTE
> * IBD にみられる下痢は粘液状や水様で，頻度は 1 日 5 回前後から 20 回以上に及ぶものまで多彩である[1]。UC は血便で受診することが多い一方で，CD は腹痛と下痢が中心であり，血便は 30％程度にすぎない[1]。
> * IBD では微熱，体重減少，低栄養がみられることが多い。小児でも成人でも診察の前には必ず体重を測定する。体重の変化から得られる情報は小児でも成人でもきわめて多い。
> * CD も UC も 10 〜 20 歳代の若年発症が多いが，UC は中高年以降の発症が少なくない。
> * IBD では肝・胆道系，皮膚・粘膜系，筋骨格系の腸管外合併症が高頻度で認められる[3]。

🔊 受付・会計窓口で気づくこと

エピソード例

▶ なんだかだるそうにしている

▶ トイレが近くて長い

▶ 名前を呼ばれてもすぐに立ち上がらない

▶ 言葉づかいがいつもとちがう

▶ なんとなく顔色が悪い

▶ すこしやせたような気がする

▶ 精神の変調や人格の変化，体重の変化は受付・会計で気づかれることがある。患者さんの様子が「何となくおかしい」，「いつもと違う」と感じることがあったら，気づいたことをメモか附箋で共有してもらうように日頃から多職種間のチームワークを徹底しておく。

▶ 患者さんの声にはりがない，元気がない，顔色が悪い，などに気づくことがある。

▶ 待合室でトイレに頻回にいっている，トイレからなかなか出てこないことに気づく。

🔊 問診で気づくこと

エピソード例

▶ 「2 ヵ月くらい前から腹痛と下痢と微熱を繰り返すようになり体重が 5kg 減ってしまいました」

▶ 「人と会うのがつらくなり，夜眠れず，体重も減ってきました」

▶ 「最近よく口内炎ができるようになりました」

- ▶「おしりの近くにイボのようなものができたのですが」
- ▶非特異的症状，腸管外合併症からIBDと気づくことがある。
- ▶微熱，体重増加不良，体重減少，紅斑，関節炎などの症状がある（ただしIBD以外でも認められる非特異的な症状）。
- ▶血便を見たら必ず体重の変動を確認し，本人が訴えていなくても，口内炎や陰部潰瘍の有無，関節炎や皮膚・肛門の異変の有無を聴取する。
- ▶肛門や陰部の病変は患者さんからいい出せないこともあり，羞恥心に配慮しながら，こちらからたずねることも必要である。
- ▶不安神経症やうつ病の初期症状に留意する。

> **NOTE**
> *慢性下痢では過敏性腸症候群，慢性感染症（寄生虫・クロストリジウム関連下痢・HIV・結核など），放射線性腸炎，薬剤性腸炎（抗菌薬・NSAIDs・プロトンポンプ阻害薬・向精神薬など），吸収不良症候群（胃切除後症候群・慢性膵炎・盲端症候群・セリアック病・アミロイドーシスなど），腸管ベーチェット病，悪性腫瘍，内分泌疾患，神経内分泌腫瘍などとの鑑別が問題となる。

🔊 看護師が気づくこと

> **エピソード例**
> - ▶2ヵ月で体重が7kg減少した
> - ▶（消化管出血で）ショックバイタルである
> - ▶腹痛で来院した患者さんの脈をとろうとしたら手関節腫脹に気づく
> - ▶下腿伸側の結節性紅斑に気づく

- ▶患者さんは待合室では話したがらないことが多い。言葉でたずねるよりも，むしろ患者さんの様子をよく観察して，気づいたことを医師に伝えてもらう。
- ▶診察が終わったあと，診察室から出てきて「実は……」ということも多いので，些細に思えることであっても患者さんの話をよく聴いて記録し，医師と共有することが大切である（「ドアノブコメントで気づくこと」参照）。
- ▶体重とバイタルサインの変動で気づかれることも多い。体重とバイタルサインの計測は，常日頃から看護師のルーチンワークにしておくことが肝要である。

🔊 診察所見で気づくこと

> **エピソード例**

- ▶ 複雑痔瘻を契機にCDが診断された
- ▶ 膵炎，高アミラーゼ血症，下痢の精査でCDが診断された
- ▶ 心気的な訴えが多く過敏性腸症候群と診断されていたが，内視鏡検査でUCと診断された
- ▶ 目のかすみからブドウ膜炎と診断され，腸管症状からCDが診断された
- ▶ 非特異的症状，腸管外合併症に留意する。
- ▶ 必要と判断したら，羞恥心に配慮したうえで確実に陰部・肛門部を診察する。
- ▶ IBDでは不安神経症やうつ病の併存が多いことに留意する。
- ▶ 眼病変（ブドウ膜炎，虹彩炎，視神経乳頭炎，網膜血管瘤，網膜剥離など）がUCの約4%，CDの約6.3%に併存するとされる[4]。
- ▶ もし，上記の所見でIBDを疑ったら，血液検査データや画像診断だけに頼らずに，系統的かつ「とりにいく」病歴聴取と身体診察が肝要である。

🔊 ドアノブコメントで気づくこと

エピソード例

- ▶ 「そういえば，最近肛門がちょっと痛いような気がします」
- ▶ 「このところ体が妙にだるいのは寝不足のせいでしょうか」
- ▶ 前述のように，陰部や肛門の異変を訴えない場合があるので，IBDを疑った場合は聞き出すことが必要である。
- ▶ 腸管外合併症や精神疾患の併存はドアノブコメントから気づかれることも少なくない。

🔊 プライマリ・ケア医として次にすべきこと

●患者さん・家族への説明，専門医との連携

- ▶ IBDは難治性疾患であり不用意な発言は慎むべきであるが，漫然と経過をみるうちに診断と治療が遅れるケースがあり，疑った時点で消化器科専門医に紹介するのが原則である。
- ▶ IBDの治療法はこの10数年で大きく変貌し，治療成績が向上している。インフリキシマブを中心とした生物学的製剤の普及と5-アミノサリチル酸製剤の高用量投与がIBDの治療成績向上に大きく寄与している。
- ▶ 妊娠，出産におけるIBDのマネジメントでは，消化器科医，産科医，小児科医との緊密な連携が必須である[5]。

▶喫煙はCDを悪化させるため[1],禁煙指導もプライマリ・ケア医の大切な役割である。

◆引用文献
1) 森尾純子,渡辺　守:炎症性腸疾患に起因する下痢の診かた, medicina, 49: 236-240, 2012.
2) Mikocka-Walus AA, Turnbull DA, Moulding NT, et al: Controversies surrounding the comorbidity of depression and anxiety in inflammatory bowel disease patients: a literature review. Inflamm Bowel Dis, 13:225-234,2007
3) 櫻井俊弘,松井敏幸,青柳邦彦,他:炎症性腸疾患の腸管外合併症.胃と腸, 48: 591-600, 2013.
4) Greenstein AJ, Janowitz HD, Sachar DB: The extra-intestinal complication of Crohn's disease and ulcerative colitis: a study of 700 patients. Medicine(Baltimore) 55:401-412, 1976.
5) 久松理一,日比紀文:特集　小腸疾患:診断と治療の進歩　Crohn病.日内会誌, 100: 85-95, 2011.

18 糖尿病合併症

横井　徹

- 糖尿病合併症は全身あらゆる場所に生じうる。
- 自覚症状があってもそれを「加齢現象」ととらえるなど，糖尿病と関連づけていなければ，本人には自覚されずそのまま放置されることになる。
- 毎回の診療時に医療者側から，それぞれの合併症を疑う症状がないかどうか具体的に聞き取る工夫が必要である。
- 全身合併症ゆえ毎回すべてをチェックすることは困難である。したがって数回の診療セッションで，合併症チェックが一巡するように工夫することも，チェック漏れを防ぐため重要である。
- さらには各臓器・システムにおいて，大血管合併症(macroangiopathy)と小血管合併症(microangiopathy)とを区別して整理するとイメージしやすい。ある臓器の大血管合併症が存在することは，他臓器の同レベルの血管病変が存在する可能性が高まる可能性がある。こうして，複数臓器の合併症に気づきやすくなる。

高血糖に起因する種々の合併症は全身あらゆる場所に生じうるが，本章ではなかでもとくにみられる合併症・症候を臓器・システムごとにまとめた。

(大)：macroangiopathy　　　(小)：microangiopathy

中枢神経	脳梗塞(大)および 内頸動脈狭窄(大) 微小脳梗塞による認知機能障害(中，ときに小)
心臓	狭心症／心筋梗塞(大) 糖尿病心筋症(小)
腎臓	腎硬化症(大) ネフローゼ症候群(小 いわゆる 糖尿病性糸球体硬化症)
消化管	虚血性腸炎(大) 腹部アンギーナ(大)
末梢神経	末梢神経炎 消化管蠕動低下(小)
末梢血管	ASO 内頸動脈狭窄 (大)
眼	網膜症(小)

🔊 患者さん・家族の訴えから

▶糖尿病合併症のマネージメントにはまず早期発見が重要であるが，糖尿病合併症の知識をもつ患者さん・家族でも，具体的なイメージはその極端な「最

終形」として単純なイメージでしか把握されていないことも多い（たとえば眼＝失明，末梢血管＝壊疽と下肢切断，腎臓＝透析，心臓＝心筋梗塞，中枢神経＝脳梗塞で寝たきり）。
- ▶さらに一部を除き徐々に進行してゆくため，本人は合併症であると気づかず「年のせいかな」ですませてしまうことも少なくない。
- ▶臓器によっては本人の訴えよりも，身体診察や検査データによる合併症チェックのほうが重要であることさえもある（とくに眼と腎，心臓）。

●眼

エピソード例
- ▶（本人）「目の前に黒い糸くず（点・虫みたいなもの）がちらちらするんです」（飛蚊症）
- ▶（本人）「光がちらちらする」（光視症）
- ▶（本人）「ここ数ヵ月で急に視力が落ちた」
- ▶（家族）「最近，本人の車の運転が危ないんです」

- ▶成人での急な視力低下は要注意。
- ▶本人の歩行や車の運転などの様子から視力障害，視野障害などをまわりの家族が感じとることもある。

●末梢血管

エピソード例
- ▶（本人）「最近ウォーキングの距離が短くなった」
- ▶（家族）「最近本人が階段を使わなくなった（エレベータなどに頼る）」
- ▶（家族）「暖房器具の温度設定が以前より高くなった」
- ▶（家族）「最近，ストーブにより近づくようになった」
- ▶（家族・本人）「最近寒がりになった」

- ▶大血管の病変としての閉塞性動脈硬化症は，間欠跛行の形で本人も自覚していることが多い。この場合できればFontaine分類2度までに診断確定し治療にもってゆく。［エピソード例］の前2者がそれである。末梢血管の循環不全に起因するものであれば「手足の冷えを昔より感じる」との訴えもあるだろう。後半の3者がそれである。

●腎

> エピソード例

- ▶ （本人）「体重が増えた」
- ▶ （本人）「むくんでいる」

▶ 早期腎症には，残念ながら本人・家族は気づかないため，定期的な尿検査，尿アルブミン定量なしに評価不可能である．すでにネフローゼレベルの蛋白尿がみられている場合には上記のような訴えがある．

▶ そもそも日常的に尿蛋白，腎機能の評価を医療者が怠っていなければここまでひどくならないと考えられる．すなわち，腎合併症においては，本人・家族よりも医療者の意識が重要である．

●心臓

> エピソード例

- ▶ （本人）「夜間呼吸困難感で目が覚める」
- ▶ （本人）「歩くとすぐ息切れがする」
- ▶ （家族）「一緒に外出してもペースが遅くなった」

などの溢水症状や

- ▶ （本人）「最近動悸を感じることが多くなった」

▶ 腎臓と同じくまず早期には気づけないであろう．しかし糖尿病患者さんに多いとされる無症候性心筋虚血を気づかれず繰り返したあとに心機能低下をきたした場合には，一般的な心不全症状などで気づかれることもあろう．

▶ 上記の，溢水症状や心筋障害をベースにした不整脈として気づかれることもある．いずれもこうなってはすでに進行していると考えざるをえない．腎と同じく患者さん・家族の訴えを待つのではなく，医療者が定期的なチェックアップ検査を計画する姿勢が重要である．

●中枢神経

▶ 心臓と同じく早期には自覚症状なく，何らかの梗塞をきたさない限り気づかれない．微小脳梗塞を繰り返した場合，脳血管性の認知症としてみられることがある（しかし筆者の経験は1例のみ．「1. 認知症」参照）．

●末梢神経

> **エピソード例**
> - (本人)「足にやけどした」(知覚鈍麻による低温熱傷)
>   →これは直ちに創傷ケアをしないとコントロール困難な感染症に進展するため，救急対応必要状態であるともいえる
> - (本人)「よく足がつる」
> - (本人)「最近いつも胃がもたれている感じがする」(糖尿病神経症の一つとして消化管運動障害があることは忘れやすい)

- メカニズムは違うものの，自覚される症状は患者さんにとって，末梢血管病変とかなり重複する部分がある。それ以外に，本人が糖尿病と関連づけて認識していないことが多いものとして上記がある(足がつる，胃がもたれるなど)。

🔊 受付・会計窓口で気づくこと

> **エピソード例**
> - 医院入り口から待合室までの移動が遅い
> - とくに手探りしているような動きが新たに出てきた(視力障害)
> - 待合室のエアコンの温度設定を上げるようリクエストがある
> - 会計時に小銭を落とした(手末梢の神経障害や軽度麻痺疑い)

- 基本的には患者さん・家族の訴えおよび診察室での医療者の問いかけがきっかけになることが多い印象がある。
- 長期通院患者さんにおいては，入り口から受付・待合室までの歩行・移動の様子の変化から，視力障害，心不全，何らかの神経症状に気づくことがある。

🔊 問診で気づくこと

- 種々の症状がすでにあっても，単に「加齢現象」であると患者さん・家族が誤解してしまっていることも多い。
- そのため糖尿病の管理のために定期受診しているのであれば，医療者側から各臓器の合併症として考えられる症状の有無を整理して順序よく質問し，本人に気づいてもらえるように確認する必要がある。
- 全身にわたる糖尿病合併症を，毎回の受診ごとにすべて確認することは不可能である。数回の診療セッションで，合併症チェックが一巡するように工夫する。

▶「加齢現象ではないか」と誤解している患者さん・家族に理解されやすいよう，言葉を選びながら確認する必要がある。

🔊 看護師が気づくこと

エピソード例
▶体重増加がみられる（浮腫の存在）
▶採血，心電図検査などで四肢末梢の冷感を感じる
▶問診で気づく内容とほぼ同じだが，医師とはすこし違った観点から，診療介助，看護業務や採血・検査の際に気づくこともある。

🔊 身体所見で気づくこと

▶糖尿病合併症に関しては，症状に「気づく」より，合併症の可能性を身体所見から疑うには，医療者が「この所見があるかないか，確認しよう」という積極的な姿勢が不可欠である。
▶毎回すべてをチェックすることは困難であるので，数回の外来セッションで一巡するように，診察日ごとに重点的に臓器別に把握する。
▶糖尿病もしくは耐糖能障害患者さんの初診時は，全身の基本的な身体診察を必ずすべてしておく。
▶以下に，忘れやすい（少なくとも筆者にとっていつも意識している）点を数点のみ記述する。

・糖尿病合併症の共通項は「血管」であるから，末梢動脈（頸部，腹部，四肢）の診察を怠らないようにする。
・とくに下肢は，靴下を脱いでもらい足末梢を診察する（冬季はできれば受診ごと毎回したいが，とくに高齢者では診察時間が極端に延びるデメリットも考慮する）。
・神経症としての消化管運動障害があるため上部消化管内視鏡検査の際胃内に食物残渣が多い場合があり，十分な観察ができず検査を延期することもある（決して「昨日寝る前に何か食べたでしょう！」とか「今朝○○食べたでしょう」などといってはならない。濡れ衣である）。

🔊 ドアノブコメントで気づくこと

▶患者さん・家族が積極的に自覚することはむずかしいことから，自然なドア

ノブコメントが発せられる可能性は少ないと思われる。
▶ しかし，医療者側から積極的に聞き出す（「問診で気づくこと」参照）姿勢で常に診療することが，ドアノブコメントにつながることもある。
▶ 「さっき先生から何度も聞かれたこと，そのときは思い出せなかったのですが，そういえば……」というようなドアノブコメントは，医師が毎回の診療セッションでていねいに症状を聞き診察しているからこそ，患者さん本人も思い出せるものであろう。

🔊 プライマリ・ケア医として次にすべきこと

▶ 医療者として最も重要な役目は，合併症を臓器別に系統的に把握することである。
眼：定期的な眼底検査
末梢血管病変：末梢動脈が触知できるか，血管雑音がないか
腎：蛋白尿，アルブミン尿の検査
心臓：聴診，心電図，胸部X線検査などのルーチン検査
中枢神経：毎回，患者さんの歩行障害，平衡障害などの有無を診察室入室などの歩行の状況などからさりげなく観察する
末梢神経：モノフィラメントなどを利用したチェック

▶ 最初に述べたように，これを臓器別に独立して把握するよりは，高血糖環境の共通するターゲット「組織」として「血管」をイメージし，それをキーワードにして各臓器合併症を横断的に理解することが重要と思われる。

▶ 「網膜症がすでにある。ということは他臓器にも小血管合併症が存在する可能性が高い。神経症，消化管運動，などのチェックもあわせてしておくか」というような思考過程である。

▶ 「前回受診時からのわずかな変化」や「ここ数週間（数ヵ月）すこしずつ変化しているすべての症状所見」について，一度は「糖尿病合併症の一つではないか」と疑ってみる姿勢が，医療者には必要である。糖尿病患者さん・家族から外来で発せられるすべての疑問・質問について一度は「これが糖尿病合併症だとすると，どういうふうに説明できるか」といつも考える。

> **COLUMN**
>
> **受付と看護師スタッフによって気づかれた糖尿病の急性増悪（高血糖増悪）例**
>
> （受付・看護師）「〇〇さんですけど，先週くらいから待合室到着と同時に水を何杯も飲んでいます。それ以前にはなかったことです」
> 当院待合室にはウォーターサーバー（温水機能つき）を常備しており自由に飲んでもらっている。待合室の椅子に座る前にウォーターサーバーの前に陣取って何杯も水を飲むようになったことをスタッフが気づいた。高血糖による多飲多尿であると当然考えられ，最終的にインスリン導入で改善をみた。週単位の変化であったがなんとか治療変更に結びつけることができた。気づかなかったら，糖尿病性昏睡に発展する可能性があったと考えている。

19 甲状腺機能亢進症・低下症

松村 真司

- 甲状腺機能亢進症／低下症の診断は，まず現在の健康問題が甲状腺疾患から生じている可能性を考え，頸部触診（甲状腺の診察）をすることが診断の最初の糸口である。
- 倦怠感，食欲不振，微熱など，いわゆる不定愁訴が前景に出ることが多いが，ていねいにたずねることで甲状腺疾患に特有の症状が現れてくることが多い。
- 「認知症」，「脂質異常症」，「耐糖能障害」，「脂肪肝」，「不安障害」などの診断名のもとすでに治療が開始されていることも少なくない。過去に自分が下した診断も含め，常に甲状腺疾患の可能性を考えて診察にあたる。
- 患者さんの愁訴は，医師以外のスタッフに訴えることも多い。これらの愁訴も重要な情報である。とくに，待合室や受付での様子の変化，体重減少・増加，頸部腫瘤などの所見は受付や看護師による予診や処置の際にはじめて気がつかれることも少なくない。
- 小児の健診や受診の付き添いにきた親や，高齢者の付き添いできた介護者の様子にも十分に注意を払う。

患者さん・家族の訴えから

エピソード例

- ▶（本人）「なんだか夏ばてぎみで，夏やせもするし，ストレスかしら」
- ▶（本人）「健診では，いつも肝機能と血糖値を指摘されていて，アルコールを減らすようにいわれているんです」
- ▶（家族）「年だからだいぶ反応が鈍くなって，ええ，コレステロールの薬と下剤は以前からもらっています。それ以外は，そうですねえ，年相応ですかね……」
- ▶甲状腺疾患（亢進症・低下症とも）は，その訴える症状は多彩である。全身倦怠感，微熱，食欲不振，などの全身症状のみで，これらの症状が軽微な場合，患者さん自身が病気と自覚していないこともある。
- ▶自覚症状のうちいわゆる「不定愁訴」が前景に出てくることも少なくないが，ていねいな問診で，甲状腺疾患に特有の症状である発汗，振戦，寒がり，脱毛，

体重変動，浮腫等の情報が引き出されることがある。
▶ 甲状腺疾患（亢進症・低下症）では，他の所見が明確になる前に精神症状が前景に出ることがある。

🔊 受付・会計窓口で気づくこと

エピソード例

▶ 受付で待てない，待合室で落ち着かずそわそわする，何度も順番を確認する，診療に対して注文が多い，連れてきた子どもを何度も叱る，など
▶ 説明をなかなか理解できない，動きがゆっくりである
▶ 診察中に医師には訴えなかったことでも，受付・会計窓口などでは多彩な訴えをスタッフにすることも多い。これらの情報も重要であるので，こういった情報もその場で医師に伝わるように環境を整備することが有用である。
▶ また，甲状腺機能亢進症の場合には受付や窓口で，そわそわしたりいらいらしたりすることがあったり，逆に低下症の場合は認知機能低下や動作緩慢が目立つこともある。待合室で待っている様子も重要な情報である。
▶ 頸部腫瘤は診察時には意外と見逃されることもあるが，受付カウンターなどではちょうど目線が頸部に合うことなどによって，はじめて気がつかれることもある。また甲状腺機能亢進の場合の眼球突出，機能低下の場合の特徴的な顔貌（粘液水腫様顔貌）なども受付スタッフが気づくこともある。

🔊 問診で気づくこと

エピソード例

▶（事例）本年の定期健康診断で昨年から5kgの体重減少と肝機能障害，耐糖能障害を指摘された55歳の男性。よく話を聞いたら，弟が28歳時よりバセドウ病で治療中であるとのこと
▶（事例）35歳の会社員。最近よく「こむら返り」が起こり，先日飲み会から帰って，深夜にトイレにいこうと思ったら，足がつったと同時に立てなくなってしまった。脳腫瘍を心配した奥さんに連れられて来院
▶ 筋力低下や脱力など運動器や神経筋症状が全面に出現することがある。とくに甲状腺機能亢進症に伴う周期性四肢麻痺の場合，受診時には正常なこともあるので，ていねいな問診が必要である。これらの主訴で来院した場合，甲状腺疾患を想起しないと診断がむずかしくなる。

▶甲状腺疾患を疑った場合，甲状腺機能亢進／低下に特化した症状を追加し，診断を絞り込んでいく。
▶家族に甲状腺の病気の人がいるかどうかは重要な情報である。「どなたかご家族に大きな病気の人はいますか？」ではなく，疑った場合「甲状腺の病気の人はいますか」と直接的に聞くほうがよい。

🔊 看護師が気づくこと

エピソード例
▶声がかすれている
▶特定健診の身長・体重測定時に頸部腫瘤に気がついた
▶そわそわしている，何度も同じ質問をする，早口である

▶身長・体重測定や，頻脈・徐脈，血圧変化など，バイタルサインの測定時に甲状腺疾患の可能性に気づくこともある。
▶子どもの付き添いできた母親や，介護者などと話をする際に，側方から見ると頸部腫大に気づくことがあるのでよく注意する。

🔊 診察所見で気づくこと

エピソード例
▶顔貌は，普段見慣れていると気がつきにくい。初対面のときには，とくに注意！
▶（事例）職場のクリニックで，風邪と診断されて総合感冒薬の投薬を受けていた。咽頭痛が継続し，4日分の薬がなくなり受診。診察したところ，甲状腺部位に圧痛を認め，亜急性甲状腺炎であった

▶精神症状が前景に出る場合，たとえば不安，焦燥感や，抑うつ，心気的な状態を，甲状腺疾患と関連づけて考えることが診断の鍵になる。
▶高齢者の場合，症状が明確にならないことも多く，また「脂質異常症」，「高血圧」，「便秘症」，「心房細動」，「心不全」などの診断名のもと，すでに治療がはじまっていることもまれではない。すでにこれらの診断がつき治療がはじまっていたとしても，過去に自分が下した診断も含め甲状腺疾患の可能性を常に考慮することから診断がはじまる。
▶心房細動が，甲状腺機能亢進症から生じていることもある。新規発症の心房細動はもちろん，他施設ですでに診断がつき，長年加療が行われていても，甲状腺機能を一度は確認しておく必要がある。

🔊 ドアノブコメントで気づくこと

> **エピソード例**

- (事例) 脂質異常症といわれ，3ヵ月に一度勤務先近くのクリニックで脂質降下薬の内服を続けている58歳の女性が感冒で来院。診察すると甲状腺部位に複数の結節を触知
- (事例) 中学校1年生の子どもがインフルエンザの予防接種に来院した際，親から「あのー，甲状腺の検査もしてもらいたいんですけれど」との申し出があった。よく聞くと，残留放射能について心配しているとのこと
- 心臓疾患，糖尿病などで他院に通院している人のなかに，診断されていない甲状腺疾患の人がいることがある。他院で管理されているからといって安心せずに，可能性がある場合，甲状腺疾患を積極的に疑っていく必要がある。職場健康診断の項目にはTSHは含まれていない。人間ドックや，通院中の他院で検査を受けたら，できる限りそれらの所見も見せてもらう。
- 東日本大震災以降，放射線の影響を心配し，たとえ正常であっても定期的に甲状腺機能を調べてほしいという人がいる。とくに長期に滞在する外国人に多い印象である。
- 上記のような人は，背後にストレスや不安などがある人が多い。無症状や，甲状腺疾患を疑わせる所見の乏しい患者さんが甲状腺検査をリクエストしてきた場合，「甲状腺のことが心配なのですね，わかりました。この際ですので，ほかに何か気になることや心配事はありますか？」と水を向けてみるとよい。

🔊 プライマリ・ケア医として次にすべきこと

●詳細な問診および甲状腺の視診・触診，身体診察

- 身体・検査所見も非特異的なものが多いため，現在の健康問題が甲状腺疾患によって生じている可能性を常に考えることからはじまる。最大の手がかりは甲状腺腫大であるため，まずは頸部触診（甲状腺の診察）を行うことが診断の最初の糸口である。
- 視診・触診で甲状腺腫を見出す。正常体位においての視診および触診の甲状腺腫の陽性尤度比（LR）は26.3である[1]。
- 亜急性甲状腺炎における甲状腺部位の圧痛も重要な手がかりである。発熱，咽頭痛で来院した「風邪」の患者さんの頸部触診は注意深く行い，限局的な痛みかどうかを確認する。

- ▶甲状腺機能亢進症，とくにバセドウ病の場合，眼球所見が最も有用である。眼瞼の後退（LR 31.5），眼裂の開大（LR 17.6）はともに特異度99%である。また手指の微細振戦もLR 11.4と有用である。その他頻脈（脈拍>90/分），湿潤した皮膚なども有意である[1]。
- ▶甲状腺機能低下症の身体所見として，皮膚乾燥（LR 4.7），ゆっくりとした語調（LR 5.4），徐脈（LR 4.1），アキレス腱反射の遅延（LR 3.4）が有用といわれる。有名な頸骨前面の non-pitting edema については，感度は78%であるものの特異度は31%にすぎない[1]。
- ▶とくに，過去の手術創（女性はスカーフなどで隠していることが多い）は見落とすことが少なくない。また，家族歴も重要である。

●検査
- ▶血液検査：TSH をまず測定する。
- ▶頸部超音波検査：甲状腺腫大，結節などの有無を診るのが重要である。
- ▶そして，甲状腺機能低下症，亢進症かどうかを判別することが必要である。

●専門医療機関への紹介
- ▶診断・治療が困難，あるいは妊娠の可能性がある女性，等の場合は，専門医療機関に紹介するほうがよい。治療が安定した場合などは，安定期の投薬やフォローアップはプライマリ・ケア医が行うことも多い。

◆引用文献
1) スティーブン・マクギー：マクギーの身体診断学−エビデンスにもとづくグローバル・スタンダード第2版，診断と治療社，東京，2009.

20 慢性腎不全

西岡　洋右

- 慢性腎不全の初期は無症状のことがほとんどであり，ゆっくりと潜在的に進行し，症状が出現した際にも非特異的である[1]。
- そのため，患者さんは症状をそれほど問題と思っておらず，定期受診の際にあえて訴えないこともある。患者さんより先に家族が異変に気づくことも多い。
- 待合室や検査のときに，医師以外のスタッフが普段との変化に気づき，診断につながることもある。
- 全身を系統的に診察することで，患者さん自身も気づいていない異常所見が明らかになることがある。
- 腎障害をきたすような薬剤の使用歴がないかを確認すべきである。医療機関から処方された薬だけでなく，市販薬，漢方薬，健康食品についても忘れずに聞き出す。

患者さん・家族の訴えから

エピソード例

- ▶（本人）「最近疲れやすくなってきました」
- ▶（本人）「夜が眠れなくなってきました」
- ▶（本人）「身体のあちこちがかゆくなってしまいます」
- ▶（家族）「自宅でもウトウトすることが多くなってきました」
- ▶（家族）「以前より食欲が落ちてきています」
- ▶非特異的な症状のことが多いため，最初のうち患者さんは気のせいではないかと様子をみている。症状が長引くことではじめて患者さんは何かおかしいと自覚するようになる。
- ▶患者さんが変化に気づいていなかったり気のせいだと感じていても，家族が普段との異変に気づき，本人を連れて来院することがある。

受付・会計窓口で気づくこと

エピソード例

- ▶診察待ちの間に寝てしまうことが多くなった
- ▶呼ばれてから立ち上がって歩くまでの時間がかかっている
- ▶身体をいつも掻いている
- ▶会計のときに，お金を出すのに時間がかかってしまう
- ▶待合室にいる時間は診察室よりも長時間になることが多いため，診察室ではわからない症状にも気づくことができる。
- ▶受付の事務職員には，常日頃から待合室での患者さんの様子を観察するように指示しておくとよい。些細なことでも医師に報告するよう促し，それが診断につながることもある。

🔊 問診で気づくこと

エピソード例
- ▶返答に時間がかかり，ため息をつきながら答える
- ▶いい間違いが多い
- ▶疲労感，倦怠感，食欲がない，夜に眠れないといった非特異的で多彩な症状を訴える
- ▶整形外科で痛み止めをもらってから，調子が悪くなってきた
- ▶しゃっくりが増えた
- ▶最近眠れなくなった。寝ているときに足がむずむずすると訴える
- ▶足がつりやすくなった
- ▶問診時の受け答えの様子から，普段との違いに気づくことがある。
- ▶きっかけが何かを確認することで，原因や診断に近づく可能性がある。
- ▶薬剤歴を確認することが大切である。

🔊 看護師が気づくこと

エピソード例
- ▶血圧が高い
- ▶顔がいつもよりむくんでいる
- ▶口臭がする
- ▶患者さんが病気と考えていない日常生活での変化などは，医師ではなく看護師に伝えることも多い。
- ▶バイタル測定で，普段との違いに気づくことがある。

▶おかしいと思った症状や普段との違いについては，診ている病気との関連性があるなしにかかわらず，医師に報告するように伝えておく。

🔊 診察所見で気づくこと

> エピソード例
▶普段より血圧が高い，呼吸回数が多い
▶両下腿浮腫がみられる
▶貧血がみられる（皮膚，眼瞼結膜）
▶皮膚が乾燥しており，全身に掻爬の痕がある
▶爪の変化（Half and half nail[2]，匙状爪など）がある（図1，図2）
▶症状は多彩だが，精神疾患では説明できない
▶診察室へ入ってくる様子や外観を見て，いつもより調子が悪そう，何か身体に問題がありそうと疑うところからはじまる。
▶非特異的で多彩な症状に対して，精神的なものだろうと先入観をもたないようにすべきである。
▶全身を診察することではじめて気づくことができる所見もある。非特異的な症状の場合は，バイタルサインを含めて，系統的な診察を行うことが重要である。
▶症状や異常所見については，医師が指摘してはじめて患者さんや家族が気づくこともある。

🔊 ドアノブコメントで気づくこと
▶患者さんが定期受診での診察終了後，「実は……」，「先生には関係ないと思いますが……」，「一応伝えておきますが……」といって，以下のような訴えを口にすることがある。

> エピソード例
▶夜間の尿が増えた
▶寝ているときに足がむずむずして眠れない
▶集中力がなくて，じっくり考えることができなくなった
▶なんとなく気持ちが悪くて食べられない
▶身体がかゆくて皮膚科に通院するようになった
▶膝が痛くて整形外科で痛み止めをもらっている

- ▶胸焼けがするため市販薬の"ガスター10"を飲んでいる
- ▶患者さんが今回の主訴と関係ないと思っている症状については，自身の判断で伝えていないことも多い。
- ▶「どのような些細なことでもよいので，いつもと違うことはないですか？」というような質問を通して，できるだけ多くの情報を聞き出すようにする。
- ▶問診時に申告していないことも多いため，他院からの処方薬以外にも，市販薬，健康食品や漢方薬を飲んでいないかについては改めて確認する必要がある。

🔊 プライマリ・ケア医として次にすべきこと

●患者さん・家族への説明
- ▶患者さん，家族とも重大な病気が潜んでいることを予想していない可能性があるため，ていねいかつ慎重に説明を行う。
- ▶慢性腎不全の初期では症状が出ないことが多く，症状が出現した時点ではすでに腎機能障害が進んでしまっている可能性があることを伝える。
- ▶診断のためには検査が必要であり，腎障害の程度によって心血管疾患発症のリスクが異なること，生活習慣指導や治療の対応が異なることを説明する。
- ▶薬剤が影響している可能性もあるため，すべての服用している薬を確認し，原因として疑わしい薬剤は可能であれば中止するよう指示する。
- ▶腎臓疾患，糖尿病，高血圧などの病気や人工透析の家族歴がないかを確認する。
- ▶家族環境および主に食事をつくる家族が誰かを確認し，生活習慣指導の際の参考にするとよい。

●検査
- ▶血液検査，尿検査。
- ▶診断にはeGFR，蛋白尿の結果が必要となる。

表1．専門医に紹介するタイミング[3]
1) 高度の蛋白尿 (尿蛋白/Cr比 0.5g/gCr以上，または2+以上)
2) 蛋白尿と血尿がともに陽性 (1+以上)
3) GFR50mL/分/1.73m² 未満 (年齢により調整)

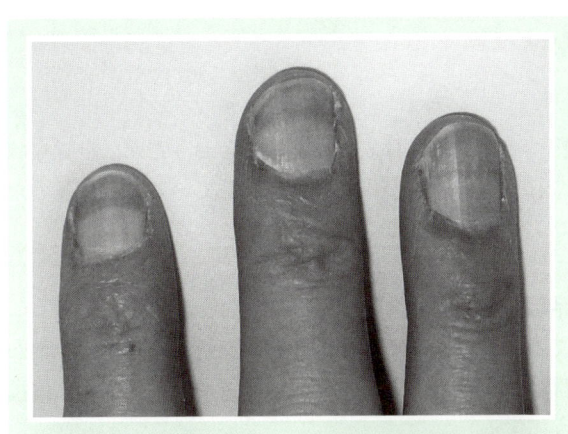

図1. Half and half nail
爪の遠位約半分が赤褐色に近位半分が白色となる。慢性腎不全でみられる。
(大船中央病院・須藤博氏提供)

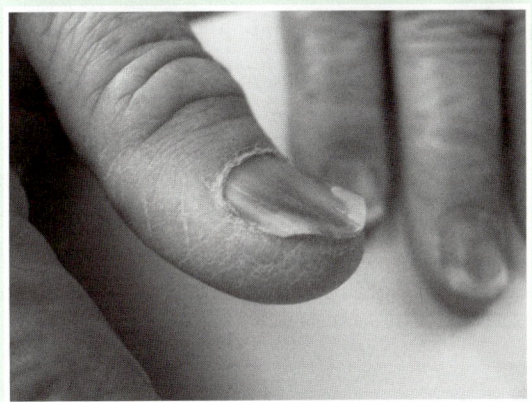

図2. 匙状爪
爪の中央が陥凹し，両側と先端が反りかえる。鉄欠乏性貧血が合併した際にみられる。
(大船中央病院・須藤博氏提供)

▶画像検査。

●診断
▶慢性腎不全の診断とともに，ステージ分類を行う。
▶腎機能障害をきたしている原疾患や背景因子の検索を行う。
▶貧血がある場合は，腎性貧血，鉄欠乏性貧血，その他の貧血について鑑別する。

●治療
▶原疾患に応じた治療を選択する。
▶CKDステージに即した生活習慣指導，薬剤調整を行う。

▶貧血の治療を検討する。

●専門医へのコンサルト
▶ガイドラインでの専門医への紹介基準は表1にあげたとおりだが，自覚症状が出現した段階ではすでに腎機能障害がある程度進行していることが多いため，一度腎臓専門医にコンサルトしておくことが望ましい。

●今後のケアについての話し合い
▶慢性腎不全の治療だけでなく，糖尿病や高血圧などの原疾患に対する介入が必要である。腎臓専門医にコンサルトしたあともプライマリ・ケア医が連携してフォローを行うようにする。
▶透析を回避するためには生活習慣改善や服薬アドヒアランスの維持が重要であり，患者さんだけでなく家族を含めたケアが必要となる。そこで，患者さんや家族と近い存在であるプライマリ・ケア医が継続的にかかわるメリットは大きい。

◆引用文献
1) Meyer TW, Hostetter TH: Uremia. N Engl J Med, 357: 1316-1325, 2007.
2) Fawcett RS, et al: Nail Abnormalities: Clues to Systemic Disease. Am Fam Physician, 69: 1417-1424, 2004.
3) 日本腎臓学会編：CKD 診療ガイド 2012, 東京医学社 , p40-43, 2012.

21 電解質異常

長谷田 真帆　山本 亮

- 電解質異常は測定しなければ診断できないが，疑うべきいくつかの症状・身体所見が存在する。
- 特定の電解質異常をきたしやすい患者背景（年齢，腎機能，服薬状況，生活環境）を把握しておくことで，見落としを防ぎ，早期診断につなげることができる。
- 投薬による医原性の電解質異常は頻度が高く，日頃から定期的に電解質をチェックしておくことで経時的な変化に気がつくことができる。
- 本書では詳細な病態生理，治療については紙面の都合上割愛している。改めて成書を確認のこと。

患者さん・家族の訴えから

エピソード例
- （本人）「数ヵ月前から体がだるく，食欲がわかない」
- （家族）「何だか最近ぼんやりしているんです」
- （家族）「食事の量が以前に比べて減っています」

- 電解質異常の多くは無症状であり，症状があっても非特異的なことが多い。本人・家族が電解質異常を疑って受診することは普通はない。
- そのため，医療者側が積極的に疑うセンスが求められる。

受付・会計窓口で気づくこと
- 何となくぼんやりしていたり，すぐ眠ってしまうなどの症状がみられる。
- 認知症・せん妄やうつ病のようなプレゼンテーションで現れることがある。
（詳細なエピソード等はそれらの項も参照のこと）

問診で気づくこと

エピソード例
- 前日運動し，寝る前に炭水化物の多い食事を摂取（低K血症性周期性四肢麻痺）

- ▶尿管結石を繰り返している(高 Ca 血症)
- ▶病的骨折・多発性骨折の既往がある(高 P 血症)
- ▶高血圧は若いころから指摘されている(原発性アルドステロン症→低 K 血症)
- ▶前日の行動や生活環境が誘因となって，症状が出現することがある。
- ▶普段診ている患者さんでも，現在 active な問題点と関連が乏しいものは既往歴を十分に拾えていないことがある。若いころの話などから，思わぬ病歴が出てくることがある。
- ▶市販薬やサプリメントを購入していることは，積極的に聞かないと患者さんはいわないことが多い。

🔊 看護師が気づくこと

- ▶意識障害を疑う徴候があれば，バイタルを測定し，普段との様子の違いを医師へ報告する。
- ▶診察前のバイタルサイン測定で徐脈や頻呼吸などの異常に気づく。
- ▶体重を経時的に記録していれば(手帳など)，体重減少(悪性疾患などによる)，体重増加(細胞外液量増加による)に容易に気づくことがある。

表1. 診察所見から考えられる電解質異常

徐脈	高 K 血症，高 Mg 血症
頻脈	起立性低血圧…細胞外液量低下による，高 Na 血症の可能性
意識障害	低 Na 血症，低 Ca 血症，高 Mg 血症
四肢の浮腫	細胞外液量の増加による，低 Na 血症の可能性
テタニー，筋痙攣（Chvostek 徴候，Trousseau 徴候）	低 Ca 血症
深部腱反射消失	低 K 血症，高 Mg 血症
近位筋優位の筋力低下	低 K 血症，高 Mg 血症
T 波の先鋭化・増高（テント状 T 波） P 波平低化→消失 QRS 幅延長	高 K 血症
ST 低化，T 波平坦化	低 K 血症
QTc 短縮	低 Ca 血症，低 Mg 血症（U 波増高（低 K 血症）が QTc 延長のようにみえることがある）
期外収縮	低 K 血症
心室頻拍	低 K 血症，低 Mg 血症

🔊 診察所見で気づくこと
以下のような所見がみられた場合には，電解質異常の存在を考える。
▶ バイタルサインでは，徐脈，頻脈がみられる。
▶ 意識障害がある。
▶ 四肢の浮腫，テタニー，筋痙攣（Chvostek 徴候，Trousseau 徴候）がみられる。
▶ 深部腱反射消失，近位筋優位の筋力低下がみられる。
▶ 心電図に変化がみられる。
▶ その他説明のつかない症状があれば電解質異常を疑ってみる。

📝NOTE
＊電解質異常の存在を疑うべき症状としては
- 全身症状：倦怠感，食欲不振
- 循環器症状：動悸，失神
- 消化器症状：下痢，嘔吐，便秘
- 神経症状：傾眠，意識障害，痙攣，四肢麻痺，筋力低下，などがあげられる。

＊各電解質異常に伴う症状を表 2 に示す。
低 Na 血症の多くは無症状であるが，ときに高齢者の転倒の原因となることがある。
高 Ca 血症の症状は "stones（尿管結石・腎性尿崩症），bones（骨痛・骨粗鬆症），abdominal moans（悪心・嘔吐・腹痛・消化性潰瘍），psychic groans（意識障害）" という韻を踏んだ覚え方が知られている[1]。

表 2　電解質異常による症状

低 Na 血症	倦怠感，食欲不振，頭痛，傾眠，悪心・嘔吐など（多くは無症状）
高 Na 血症	意識障害（頻度は低い）
低 K 血症	動悸（不整脈），倦怠感，下肢の筋痛・筋力低下
高 K 血症	なし（不整脈がない限り）
低 Ca 血症	しびれ，筋痙攣・筋脱力，消化器症状（悪心・嘔吐），精神症状（不穏，いらだち，うつ，認知機能低下など），循環器症状（不整脈，心不全など）
高 Ca 血症	繰り返す尿管結石，骨痛，消化器症状（悪心・嘔吐，食思不振，消化性潰瘍，急性膵炎），意識障害，口渇・多飲・多尿など
低 Mg 血症	低 Ca 血症と同様
高 Mg 血症	全身倦怠感，食思不振，傾眠，意識障害
低 P 血症	筋脱力・免疫力低下など（多くは無症状）
高 P 血症	低 Ca 血症と同様，異所性石灰化

🔊 ドアノブコメントで気づくこと
▶「そういえば，○○の薬は，一緒に飲んでもよいですか」と帰り際に他院からの処方薬，市販薬やサプリメントについて言及されることがある。

🔊 プライマリ・ケア医として次にすべきこと

●経過の確認
- ▶どのくらいの時間経過で変化が起こっているのか（あるいは変化がないのか），本人からの病歴がはっきりしない場合は，家族や日常的にケアにあたるスタッフ（ケアマネージャー，訪問看護師など）に確認する。
- ▶あわせて，日中独居かどうか，本人の居室が暑いかなど，電解質異常をきたしやすい生活環境について，もし情報がなければ確認する。

●カルテの確認（既往歴・内服薬）
- ▶腎機能異常の有無，直近の電解質の値を確認する。腎不全患者さんでよく知られているのは高K血症・代謝性アシドーシスであるが，Na・K・Ca・P・Mgのいずれも高値と低値の両方を起こしうることは意識しておく必要がある。
- ▶薬剤が原因となる電解質異常は非常に多い。各電解質異常をきたしうる薬剤を表3にあげる。
表のほか，ジギタリス内服中の患者さんで低K血症・低Mg血症・高Ca血症が存在すると，ジギタリス中毒を起こしやすい（血中濃度が治療域内でも否定できない）ことには注意が必要である。

●検査
- ▶採血。低K血症・低Ca血症が疑われる場合はMgも。可能なら検尿にて尿中電解質などの測定。
- ▶Caは補正値を計算する。
  補正血清Ca濃度(mg/dL) = 実測血清Ca濃度(mg/dL) + (4 − 血清アルブミン濃度(g/dL))
- ▶心電図。脈拍等バイタルの異常があるとき，心電図異常をきたす電解質異常の存在を疑うとき。

●診断
- ▶緊急性があるかどうかを判断する。症候性，バイタルの異常あり，経過が急性，などは直ちに対応が必要である。
- ▶電解質異常をきたしている原因を鑑別する。主な電解質異常の原因は下記のとおり。機序や詳細は成書を参照のこと。

表 3. 電解質異常をきたす薬剤

電解質異常	原因となりうる薬剤
低 Na 血症	血清浸透圧低値：SIADH をきたす，または ADH 分泌や作用を増強する薬剤 ・利尿薬（サイアザイド，フロセミド） ・向精神薬（パロキセチン，デシプラミン，アミトリプチリン，クロルプロマジン，ハロペリドール） ・抗不整脈薬（アミオダロン） ・抗利尿薬（オキシトシン，デスモプレシン，ピトレシン） ・抗痙攣薬（カルバマゼピン，バルビタール） ・抗がん薬（ビンクリスチン，ビンブラスチン，シクロホスファミド） ・その他：ブロモクリプチン，シプロフロキサシン，β 受容体刺激薬など 血清浸透圧高値：マンニトール
高 Na 血症	トルバプタン
低 K 血症	利尿薬（サイアザイド，ループ），甘草を含有する漢方製剤，グリチルリチン
高 K 血症	アルドステロン受容体拮抗薬，RAS 阻害薬，NSAIDs，β 遮断薬，ST 合剤
低 Ca 血症	輸血，造影剤
高 Ca 血症	活性型ビタミン D，カルシウム製剤，利尿薬，制酸薬（カルシウム・アルカリ症候群），リチウム，ビタミン A
低 Mg 血症	利尿薬（サイアザイド，ループ），ジゴキシン，ゲンタマイシン，シスプラチン
高 Mg 血症	下剤（酸化マグネシウム），制酸薬，K 保持性利尿薬
低 P 血症	鉄静注，制酸薬（アルミニウム・マグネシウム含有），バルプロ酸，P 吸着薬

- 高 Na 血症：自由水摂取低下，尿崩症（腎性・中枢性），原発性アルドステロン症など
- 低 Na 血症：高血糖，脂質異常症，体液量低下（脱水など），体液量増加（心不全など），SIADH，甲状腺機能低下症，副腎不全，急性腎不全，心因性多飲など
- 高 K 血症：腎不全，薬剤（表 3 参照），尿細管性アシドーシス，大量の細胞崩壊など
- 低 K 血症：インスリン過剰，周期性四肢麻痺，横紋筋融解症，下痢，原発性アルドステロン症，Cushing 症候群，腎血管性高血圧，糖尿病性アシドーシス，尿細管性アシドーシス，嘔吐，低 Mg 血症，薬剤など
- 高 Ca 血症：腫瘍（骨浸潤・骨転移，PTH 産生腫瘍），慢性肉芽腫症（結核，

サルコイドーシス），悪性リンパ腫，甲状腺機能低下症，副腎機能低下症，薬剤，原発性副甲状腺機能亢進症など
- 低 Ca 血症：副甲状腺機能低下症，放射線治療後，低栄養など
- 高 Mg 血症：腎不全，薬剤（表 3 参照）など
- 低 Mg 血症：飢餓，アルコール依存症（アルコール使用障害），慢性下痢・下剤乱用など
- 高 P 血症：腎不全が最も多い
- 低 P 血症：飢餓，アルコール依存症（アルコール使用障害），副甲状腺機能亢進症・悪性腫瘍など

●治療

▶直ちに補正が必要な状況であれば，速やかに入院の手配を行う。

▶具体的な治療や実際の補正方法については，本書の趣旨から外れるため割愛する。

▶薬剤が原因と考えられる場合は，現在の残薬は確実に破棄し，新しい処方薬を飲むよう伝える。

◆引用文献
1) Carroll MF, Schade DS: A practical approach to hypercalcemia. Am Fam Physician, 67(9): 1959-1966, 2003.

◆参考文献
黒川 清：水・電解質と酸塩基平衡 -Step by Step で考える改訂第 2 版, 南江堂, 東京, 2004.
金城光代, 金城紀与史, 岸田直樹編：ジェネラリストのための内科外来マニュアル, 医学書院, 東京, 2013.

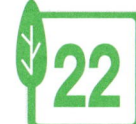

22 高齢者の鉄欠乏性貧血

菅野 圭一

- 高齢者の血液異常のうち，最も多いのは貧血であり，そのうち鉄欠乏性貧血は，プライマリ・ケアにおける「3C（Common：頻度が高い，Critical：緊急度が高い，Curable：治療可能）」のうえから重要である[1]（表1）。
- しかし，高齢者ではもともと活動力が下がっている方が多く，貧血の典型的自・他覚症状が出現しにくい場合も少なくない。また，出現したとしても「年のせい」と見過ごされてしまうことも多い。
- そのため，患者さんの様子や付き添いの家族の話などから，「何となくいつもと違う」ということに気づくことが重要である。
- 「何となくいつもと違う」と最初に気づくのは，受付スタッフや看護師の観察によることも多い。
- 定期検査でヘモグロビンの低下傾向がみられたら，フェリチンのチェックを考慮する。
- 高齢者の鉄欠乏性貧血の原因として，悪性疾患の否定は重要である[2-3]。

📝NOTE

表1 米国における65歳以上の高齢者の貧血の原因（文献1を一部改変）

原因	症例数（人）	頻度（%）
鉄欠乏のみ	466,715	16.6
葉酸欠乏のみ	181,471	6.4
ビタミンB_{12}欠乏のみ	165,701	5.9
葉酸＋ビタミンB_{12}欠乏	56,436	2.0
鉄＋葉酸 or ビタミンB_{12}欠乏	95,221	3.4
腎性貧血のみ	229,686	8.2
慢性炎症のみ	554,281	19.7
腎性＋慢性炎症	120,169	4.3
原因不明（老人性）	945,195	33.6
合計	2,814,875	100.0

🔊 患者さん・家族の訴えから

エピソード例

- ▶（本人）「年のせいで最近疲れやすくって…」
- ▶（本人）「最近いつも座っているせいか靴下を脱ぐと，靴下の跡が残っているんですよ」
- ▶（家族）「周囲に同じ年代の人がいなくなり，以前より外出しなくなりました」
- ▶（家族）「運動不足のせいか，最近動いたあとは息を整えるため休んでいることが増えました」
- ▶活動性の高い若年者の場合，貧血の自・他覚症状（易疲労感，労作時息切れ，顔面の蒼白，眼瞼結膜の蒼白など）は比較的出現しやすいが，高齢者で活動性が下がっている場合は，こういった症状を感じる機会が少ない。また軽い症状があっても，本人・家族・医療関係者ともに，「年のせい」や「運動不足のせい」と考えてしまい，見過ごされてしまうことも多い。
- ▶本人や家族から「なんとなくいつもと違う」話が出た場合，貧血による症状かもしれないと気づくことが大事である。

受付・会計窓口で気づくこと

エピソード例

- ▶いつもより息が荒い
- ▶いつもより話しはじめるまで時間があく
- ▶いつもより話し方がとぎれとぎれ
- ▶自覚がなくても，貧血があると動作直後の症状（息切れや呼吸数増加の遷延など）がみられることもある。
- ▶このため，受診時に外から受付まで歩いてきた直後の様子に変化がみられることがある。
- ▶普段から受付スタッフには，患者さんの様子で「なんとなくおかしい」，「いつもと違う」と感じることがあったら，気づいたことを書いたメモを，カルテに入れておいてもらうよう頼んでおく。

問診で気づくこと

エピソード例

- ▶「最近疲れやすくなった」，「歩くとくらくらしたり，息が切れたりする」，「足がむくみやすくなった」と訴える
- ▶「最近調子はどうですか？」，「いつもと何か変わったことがあれば教えてくださ

い」といった質問に対して,「そういえば,最近草むしりがおっくうになってしまった」,「お風呂に入ると疲れる」,「以前より靴下の跡が目立つようになった」といった訴えがある
▶貧血の典型的自覚症状を訴えることもある。
▶症状を訴えない場合でも開かれた質問を行い,いつもと違う訴えを見逃さない。

看護師が気づくこと

エピソード例
▶いつもより息が荒い
▶話しはじめるまで時間があく
▶話し方がとぎれとぎれ
▶いつもより顔色が悪い
▶いつもより脈拍数が多い
▶すこし休んでから測ってもなかなか脈拍数が減少してこない
▶看護師は,バイタルのチェックをしながら様子を聞いたり,検査や薬の説明などをしたりして患者さんと会話をすることが多いため,変化に気づくチャンスが多い。
▶受付同様,歩いた直後の息づかいや,会話の仕方の変化に気づくことがある。
▶バイタルチェックで顔色や脈拍数の変化にも気づきやすい。

診察所見で気づくこと

エピソード例
▶診察室に入って,座ってしばらくしても呼吸が落ち着かない(速い,荒い)といった,いつもと違う様子から貧血を疑うことがある
▶診察で動いてもらうと呼吸が速くなる
▶いつもより動きが鈍い(休み休み)
▶「顔面の蒼白あり」とはいえないがいつもより顔色が悪い
▶手掌がいつもより白くすこし湿っている
▶眼瞼結膜がやや白い
▶眼瞼結膜と結膜環が同じように白い
▶いつもより下腿の浮腫が目立つ(とくに午後)

▶受付同様，診察中の呼吸・動きに変化の現れることがある。
▶顔色，手掌，眼瞼結膜，眼瞼結膜環に変化が現れることがある[4]（表2）。

📝NOTE

表2 慢性貧血における身体所見の診断精度（文献4より引用，一部改変）

所見		所見の有無による場合の尤度比	
		所見あり	所見なし
部位を特定しない皮膚の蒼白		4.0	0.5
顔面の蒼白		3.8	0.6
爪床の蒼白		NS	0.5
手掌の蒼白		5.6	0.4
手掌皮膚の蒼白		7.9	NS
結膜の蒼白		4.7	0.6
舌の蒼白		3.7	0.6
結膜環の蒼白	蒼白（＋）	16.7	
	蒼白（±）	2.3	
	蒼白（−）	0.6	

🔊 検査所見で気づくこと

エピソード例

▶3ヵ月ごとの検査で，ヘモグロビンが12.1→11.9→11.5とすこしずつ下がっている
▶ヘモグロビンとともに，フェリチンもすこしずつ減っている
▶貧血を疑わせる症状の有無にかかわらず，定期の血液検査でヘモグロビンや平均赤血球容積の漸減がみられることがある。
▶この場合，フェリチンの変化も同時に追うことで，ヘモグロビンが基準値の範囲であっても鉄欠乏を疑うことができる。

🔊 ドアノブコメントで気づくこと

エピソード例

▶そういえば，すぐハアハアいうようになった気がする
▶ドキドキしやすくなった気がする
▶休み休み動くようになった
▶自分の症状を，「年のせい」や「運動不足のせい」と考えているため，訴えない場合も多いので，他の情報から貧血を疑う場合は聞き出すチャンスであ

る。
▶再度，動いたときの様子がいつもと変わりがないか聞いてみる。
▶変化を疑わせる言葉が聞かれれば，さらに疑いが強くなる。

🔊 プライマリ・ケア医として次にすべきこと
●患者さん・家族への説明
▶鉄欠乏性貧血の疑いを告げ，鉄分の摂取が少ない「栄養不足」の可能性と，どこかから血液が失われている「血液の浪費」の二つの可能性があることを告げる。
▶このとき，普段の生活内容や体重の変化をすでに知っているプライマリ・ケア医の場合，栄養不足ではないことを気づきやすい。
▶血液の浪費の場合，気づきにくい消化管からの出血の可能性について説明し，消化管精査を勧める。

●本人に問診
▶改めて消化管からの出血を疑わせるような症状（食後の症状や便の色調変化など）についてくわしく聞く。

●検査
▶小球性低色素性＋フェリチン低下で鉄欠乏性貧血を強く疑う。
▶高齢者の鉄欠乏性貧血では，一般の人口に比べ消化管がんのリスクは31倍高い。
▶2年間のうちに50歳超では6%，そして，65歳超では11人に1人にがんが発見されている。
▶高齢者の鉄欠乏性貧血は，がんの警告サインとして，さらなる内視鏡を含む消化管精査を行う契機とすべきである。
▶もちろん，がん以外の消化管出血の否定のためにも，消化管精査は必要である。
▶当然，抗血小板薬や抗凝固薬服用中はとくに注意する。
▶最初の評価で消化管出血が確認できなかった場合，小腸の検査や上部および下部内視鏡検査による経過観察は，鉄剤補給によっても貧血が改善されない場合や他の消化器疾患の症状がみられた場合に制限すべきである[5]。

●診断的治療
▶消化管精査，とくに内視鏡検査を拒否する場合も多い．
▶無理に検査を勧めるより，まず便潜血など負担の少ない検査で異常がみられないことを確認する．
▶異常があれば，再度消化管精査を勧める．
▶異常がなければ，鉄剤を少量ずつ（クエン酸第一鉄ナトリウム［フェロミア］なら50mg/日）投与して，効果を確認する．
▶前もって，「治療で貧血が改善しない，あるいはいったん改善しても中止すると再び悪化がみられる場合は消化管精査を行うべき」と話しておく．

●今後のケアについての話し合い
▶80歳後半から90歳の高齢者では，悪性疾患であっても治療を望まないこともある．このため，無理に治療を勧めない．
▶造血剤で貧血が落ち着くようなら，あとは必要に応じて麻薬などを使用して苦痛をコントロールしていく．
▶経過を追う検査も，できるだけ苦痛のないもの（血液検査による貧血やフェリチンの変化，超音波やCTなど）を選択することを伝える．
▶良性疾患，たとえばヘリコバクター・ピロリ感染症を伴う胃潰瘍や十二指腸潰瘍の場合も多い．
▶この場合，高齢者ではヘリコバクター・ピロリ除菌のメリット／デメリットを十分説明する．
▶年齢や患者さんの状態，好みによっては，デメリットがメリットを上回る場合もありうることを十分考慮して，無理に勧めない．

◆引用文献
1) Guralnik JM, et al: Prevalence of anemia inpersons 65 years and older in the United State: Evidence for a high rate of unexplained anemia. Blood, 104: 2263-2268, 2004.
2) Ioannou GN, Rockey DC, Bryson CL, Weiss NS: Iron deficiency and gastrointestinal malignancy: a population-based cohort study. Am J Med, 113: 276-280, 2002.
3) 堤久，大田雅嗣：高齢者の貧血．日本内科学会雑誌，95: 2021-2025, 2006.
4) McGee S: Evidence-Based Physical Diagnosis, 3rd ed.. W.B Saunders , Philadelphia, 2012.
5) Gordon S, Bensen S, Smith R: Long term follow-up of older patients with iron deficiency anemia after a negative GI evaluation. Am J Gastroenterol, 91: 885-889, 1996.

23 関節リウマチ

山田　康介

- 関節炎（滑膜炎）の症状が出現する前の関節リウマチのごく初期は疲労感や食欲の低下，漠然とした筋骨格系の症状を経験していることがあり，相談を受けることがある。
- 「何ともない」と受け流すことなく慎重に経過観察することが重要である。
- 症状が軽く患者さん本人があまり気にしていないときは患者さんの跛行や手指の腫脹などに受付・会計スタッフや看護師が気づく可能性がある。
- 既存の筋骨格系疾患の悪化と患者さん自身がとらえ「湿布を多めにほしい」などと訴えることもあり，関節リウマチの発見に結びつくことがある。

患者さん・家族の訴えから

エピソード例

- （本人）「最近なんだかだるいんです」
- （本人）「健診で体重を測ったらすこし減っていたんです」
- （本人）「朝起きたとき，手がはれぼったい感じがしてしっかり握れないんです」
- （家族）「最近，横になっていることが増えた」

▶ 関節リウマチのごく初期，患者さんは関節炎（滑膜炎）の症状が出現する数ヵ月前から数週間前にかけて疲労感や食欲の低下，漠然とした筋骨格系の症状を経験していることが多く，定期的に通院している患者さんであれば相談をしてくるかもしれないし，高齢発症の患者さんでは家族が異変に気づく可能性がある。

▶ この時期に精査を行っても関節リウマチに特異的な所見が得られることはまれである。定期的に通院している患者さんが普段とは異なる曖昧な症状を訴えたときは「何ともない」と受け流すことなく，定期的な通院の間隔を狭めるなどして慎重に経過観察するべきである。

▶ 曖昧な全身症状に続いて手指の「こわばり感」が関節炎（滑膜炎）に先行して出現する。しかし，「こわばり感」は関節リウマチに特異的な症状ではなく，たとえば庭仕事や内職で手指を酷使したあとなど日常的なことでも同様の症

状が出現することがあり，患者さん本人は関節リウマチを想起していないことも多い。

🔊 受付・会計窓口で気づくこと

エピソード例
- 保険証や金銭のやりとりで患者さんの腫脹した手指に気づく
- 玄関から受付まで歩く姿から患者さんの跛行に気づく

- 受付・会計窓口では患者さんの腫脹した手指や痛みによる跛行など定期的に受診する患者さんの異変に気づくことができる。
- 患者さん自身が異変を感じていても症状が軽い場合，診察室では医師に訴えないこともあるため，患者さんに一言声をかけ，診察室で相談してみることを促したり，ミーティング等で報告できるようにしたい。

🔊 問診で気づくこと

エピソード例
- （疲労感や食欲の低下，曖昧な筋骨格系の症状について）「がんでしょうか？」
- （疲労感や食欲の低下について）「うつ病でしょうか？」
- 「また調子が悪くなったので注射をしてください」
- 「シップと痛み止めをいつもより多めにください」

- 発症のごく初期にみられる疲労感や食欲の低下，体重減少といった症状について，悪性疾患やメンタルヘルスなどを心配して医師に相談をもちかける可能性がある。
- 関節リウマチは一般にもよく知られる疾患であるが，手指の関節が腫れるという印象をもつ人が多く，足関節や膝関節周囲に異変を感じていても症状が軽いうちは訴えない可能性がある。
- 膝の変形性関節症や肩関節周囲炎など既存の筋骨格系疾患をもつ患者さんでは既存の疾患の悪化や症状の再燃といった形で訴える可能性がある。

🔊 看護師が気づくこと

エピソード例
- 予診やバイタルサインの測定，血液検査などで患者さんの腫脹した手指に気づく
- 普段貼ることのない場所（たとえば手）に湿布を貼っている

- ▶患者さんが診療所内を歩く姿から患者さんの跛行に気づく
- ▶看護師は診察前の予診やバイタルサインの測定，定期的に実施している血液検査などで患者さんと接する機会が多く，関節リウマチの手指の変化に気づく可能性がある。
- ▶自分の症状が関節リウマチの症状かもしれない，と思いながらも，どこに相談してよいかわからずに看護師に相談をもちかける可能性もある。

🔊 診察所見で気づくこと

エピソード例

- ▶診察室に入ってくるときに患者さんの跛行に気づく
- ▶疲労感や食欲の低下といった全身症状の評価を目的として全身の身体所見をとったときに関節が腫脹していることに気づく
- ▶「変形性膝関節症の症状が悪化した」と訴える患者さんの膝の診察をしたときにこれまでになかった膝関節とその周囲の腫脹に気づく
- ▶生活習慣病などで定期通院している患者さんの普段の身体所見で関節リウマチの発症に気づくことはむずかしい。
- ▶疲労感や食欲の低下，体重減少といった訴えに対して全身の診察を行ったときに，関節炎（滑膜炎）の所見に気づくことがある。
- ▶既存の筋骨格系の疾患の診察を行ったときに，これまでに認めなかった新たな所見から関節リウマチに気づくことがある。

🔊 ドアノブコメントから気づくこと

- ▶関節リウマチは一般にもよく知られる疾患であるため，メディアなどの情報をもとに自分の症状を「関節リウマチかもしれない」と定期の外来診察のときに手指をみせる患者さんは多い。
- ▶そのような患者さんではヘバーデン結節や変形性関節症，ばね指など他の疾患によるものや非特異的な訴えであることも少なくない。

🔊 プライマリ・ケア医として次にすべきこと

●本人への問診

- ▶疲労感や全身倦怠感などの全身症状を訴えるときは手指などの朝のこわばり，関節の腫脹，疼痛といった症状が軽微であっても出現していないか確認

する。
▶関節の朝のこわばりや腫脹などにすでに気づいている場合は関節リウマチの分類基準（ACR/EULAR2010新RA分類基準[1]）を参照し，罹病期間，腫脹または圧痛のある関節について詳細に問診を行う。

●患者さん・家族への説明
▶関節リウマチの検査前確率が高めと判断した場合，早期の診断，早期の治療開始が予後の改善に重要であることを説明する。
▶診断のための検査として主に血液検査（炎症反応，リウマトイド因子，抗CCP抗体）を実施することに同意をしてもらう。
▶問診，診察と所見の段階で関節リウマチである検査前確率が低いと判断した場合はていねいに説明し患者さんの不安の軽減に努めつつ，徐々に関節リウマチの症状が明らかになってくる可能性もあり，慎重にフォローアップしていくことを約束する。

●検査
▶血液検査。
・CRP，ESRといった炎症反応，リウマトイド因子，抗CCP抗体といった血清反応は必須である。
▶関節液の貯留が認められ穿刺が可能な場合は実施する。
・穿刺液の白血球数，尿酸結晶やピロリン酸カルシウムの有無は疾患の鑑別に有用である。
▶手指等のX線は早期の関節リウマチの発見に有用ではない。

●診断
▶関節リウマチの疑いが強まった場合，正確な診断は膠原病専門医にコンサルトする。

●今後のケアについての話し合い
▶問診・検査までで関節リウマチである可能性が高くない場合は，今後徐々に関節リウマチを疑う症状が出現する可能性も十分あることを説明のうえ，定期的なフォローアップをしていくことを約束する。

▶関節リウマチの疑いが強まり膠原病専門医に紹介する場合は，自院はこれまでどおり日常的な健康問題を扱う主治医として，専門医と連携しながら継続的に診療していくことを約束する．
▶関節リウマチと診断され，治療方針が確定し安定した場合は，抗リウマチ薬の自院での投与の依頼を専門医から受ける可能性もある．膠原病専門医の外来の混雑，患者さんの利便性を考慮すると身近な医療機関で抗リウマチ薬の投与を受けられることの意義は大きい．可能な限りニーズに応えられるようにしたい．

◆引用文献
1) the 2010 ACR-EULAR Classification criteria for rheumatoid arthritis，米国リウマチ学会．
（https://www.rheumatology.org/practice/clinical/classification/ra/ra_2010.asp　2015年5月25日アクセス）

24 リウマチ性多発筋痛症

横谷　省治

- リウマチ性多発筋痛症(polymyalgia rheumatica: PMR) は，50歳以上で，両側の肩甲部または/および下肢帯の痛み，朝の45分以上続くこわばりが2週間以上続き，血清学的に急性炎症所見を示す，少量ステロイドに速やかに反応する予後良好な疾患である[1]。
- 米国において罹患率は，50歳以上の人口10万人あたり年間50人程度。コーカソイドに多いとされ，日本人では米国での罹患率より低いと考えられる。50歳代ではまれ。年齢が高いほど罹患率も上昇し，最も多いのは70歳代である。
- 患者さん自身が「痛いのは年のせい」と思うなどして，診察室で積極的に訴えないことがあるので，医師・看護師や他の職員が変化に気づくことは重要である。
- 痛みやこわばりの自発的訴えがなく，動作緩慢，悪液質，抑うつ状態などに気づき，それぞれパーキンソン病，悪性腫瘍，うつ病を最初に想起するかもしれない。これらのとき，review of system を聴取することで痛みやこわばりの存在に気づければ，PMRを見落とさない。
- PMRは予後良好だが，鑑別すべき疾患に感染症，悪性腫瘍，他の膠原病・膠原病類縁疾患があるので診断に慎重を要する。また，側頭動脈炎との関連が知られており，これは早急な治療を要するので見逃してはならない。

患者さん・家族の訴えから

エピソード例

- (本人)「しばらく前から肩が痛くなって，なかなかよくなりません」
- (本人)「からだが痛くて，朝起きるのがたいへんです」
- (本人)「からだがだるくて，何もやる気が湧かないのです」
- (家族)「このごろすっかり元気がなくなってしまいました」
- (家族)「この1ヵ月でずいぶんやせてしまいました」
- 50歳以上，とくに高齢者で，今までなかった，あるいは今までとは違う肩甲部や臀部などの痛みやこわばり感が続いていると訴える場合にPMRを疑う。

- ▶よく聞けば「ある日急に痛くなった」というくらいに急性発症のことが比較的多いが，はじめのうちは様子をみようと思って，受診しない患者さんもいる。
- ▶ひどい肩こり，痛みは年のせい，"整形"の問題は"内科"の先生にいうものではないなどと考えて，あるいは認知機能の低下のために診察室では訴えない患者さんもいる。
- ▶微熱，倦怠感，食欲不振などが前面に出て，痛みやこわばりの訴えは自発的に出てこないこともある。

🔊 受付・会計窓口で気づくこと

エピソード例

- ▶歩行や窓口での受け渡しの動作が緩慢になった
- ▶やせて元気がないように見える
- ▶肩甲部の痛みやこわばりのために腕をあげづらそうにしていることに，診察券や料金の受け渡しのときに気づくことがある。
- ▶やせて元気がないことに気づくことがある。

🔊 問診で気づくこと

エピソード例

- ▶痛くて/だるくて寝返りが打てないと訴える
- ▶痛くて/だるくて腕があがらないと訴える
- ▶痛くて/だるくて布団やベッドから立ち上がれないと訴える
- ▶「2週間くらい前のある日起きたら右肩が痛くなっていて，数日後には左肩も痛くなり，最近はお尻のあたりも痛くなってきました」
- ▶(事例) 最近食欲がなく，やる気も出ないと訴えるのでうつ病を疑ったが，肩の痛みがないかたずねると，体調が悪くなるすこし前から両肩が痛く，ずっと続いているとのことだった。そこからPMRとの診断に至った
- ▶(事例) 両肩の痛みが数週間続き，最近は左の側頭部が脈打つように痛く，そこを触っただけでもとても痛いという。側頭動脈炎を疑い，その日のうちに総合病院へ紹介したところ，側頭動脈生検が行われ，直ちにプレドニゾロン40mg/日で治療が開始された
- ▶朝に45分以上続く四肢近位筋のこわばりは，PMRに特徴的な症状である。

患者さんは「こわばる」というとは限らず，だるい，重たい，張った感じ，痛いなどと表現することも考えられる。
- ▶痛みの部位は肩甲部（上肢帯）を中心に項部から上腕近位部にかけて，または臀部（下肢帯）を中心に腰部から大腿近位部にかけての範囲におさまっていることが多い。たいていは両肩の痛みである。
- ▶痛みの部位は，発症時は片側であっても，短期間のうちに両側になる。片側の場合は他の関節炎や関節周囲の疾患を考える。
- ▶微熱，倦怠感，食欲不振などが前面に出ていて，痛みやこわばりはたずねなければ聞き出せないこともある。このような非特異的な症状の場合は，頭の先から爪先まで，review of system を聴取することが役立つ。
- ▶元気のなさそうな様子，倦怠感，食欲不振，体重減少など，一見高齢者のうつ病を疑うときも，PMR を鑑別に入れて問診をするとよい。
- ▶PMR と側頭動脈炎との関連が知られている。側頭動脈炎の合併を見逃さないために，頭痛（とくに片側の拍動性頭痛）や顎跛行（咀嚼時の咬筋の痛みで噛みつづけるのが困難）の有無を確認する。

🔊 看護師が気づくこと
エピソード例
- ▶血圧測定のときに上着を脱ぎづらそうにしている
- ▶やせたように見えたので体重を測ったところ，以前より 2kg 減っていた
- ▶上着やセーターを脱ぐときに痛がるとき，今まで必要なかったのに更衣に介助を要するときは，どこが痛いのか動かしづらいのか患者さんにたずねて，医師に伝える。
- ▶消耗している印象，やせたことなどは看護師が気づくことも多い。

🔊 診察所見で気づくこと
エピソード例
- ▶（事例）バンザイをしてもらうと，両側とも肩関節屈曲 90 度以上はあがらなかった。他動的には関節拘縮はないが，120 度くらいでつらそうなためそれ以上屈曲できなかった
- ▶（事例）歩幅が小さく，椅子に座る動作，立ち上がる動作などでワンテンポ間がありぎこちないのでパーキンソニズムを疑ったが，たずねると痛みのために速く

動けないという。そこから PMR の診断につながった

- ▶上肢帯の痛みでは肩関節，下肢帯の痛みでは股関節の可動域が制限されている。他動的にも可動制限のあることが多い。
- ▶こわばりや痛みにより動作が緩慢になっているのが，一見パーキンソニズムのように見えることがある。
- ▶明らかに筋力低下を認める場合，PMR は否定的である。ただし PMR であっても，筋肉痛があるために十分な筋力を出せないことや，悪液質や廃用による筋萎縮が起こっていることがある。
- ▶関節炎所見を伴うことも 25％の患者さんにあり，この場合は病歴と診察所見のみでは関節リウマチとの鑑別がむずかしい。抗 CCP 抗体が陽性なら，ほぼ関節リウマチであろう。
- ▶関節炎所見を伴う場合は，多くが手関節または膝関節であり，中手指節間関節はまれである。
- ▶側頭動脈炎の合併を鑑別するため，圧痛を伴う側頭動脈を触知しないか確認する。また四肢・頸動脈拍動の左右差の有無，頸動脈，鎖骨下動脈，腋窩動脈，上腕動脈の血管雑音の有無を確認する。
- ▶手背や足背に圧痕性浮腫を伴えば remitting seronegative symmetrical synovitis with pitting edema（RS3PE 症候群）を疑う。RS3PE 症候群とは共通する特徴が多くあり，鑑別が困難なこともある。

🔊 ドアノブコメントで気づくこと

- ▶ドアノブコメントとして表出されることはあまりないと思われるが，「医師にいっていいかわからないけれど気になっていること」として，診察室外で看護師や受付職員に話すことはあるだろう。

🔊 プライマリ・ケア医として次にすべきこと

●鑑別診断と専門医との連携

- ▶側頭動脈炎の合併を疑う場合，早急に中等量以上のステロイドで治療を開始する必要がある。診断（側頭動脈生検が必要），治療が可能な病院へ即日紹介する。側頭動脈炎では中・大動脈の血管炎による血流低下で視力障害，脳梗塞などを起こすためである。
- ▶発熱を伴う場合は感染症の鑑別が重要である。とくに経過が長いときは感染

性心内膜炎を鑑別するために，慎重な心音の聴取，血液培養（計3セット），心臓超音波検査などが必要である．自院で困難であれば，適切な連携先に紹介する．
- ▶ PMRを疑うときに推奨される検査は次の項目である．血算，CRPまたは赤血球沈降速度（ESR），CK，一般生化学，TSH，血清蛋白分画，リウマチ因子（抗核抗体，抗CCP抗体も考慮），尿定性，胸部X線[1]．
- ▶ PMRでは，CRP陽性またはESR1時間値40mm以上を示し，CK上昇を認めない．典型的にはリウマチ因子，抗CCP抗体，抗核抗体は陰性である．発症から日が経つにつれ，慢性炎症に伴う貧血，血小板増多，低アルブミン血症などがみられるようになる．TSHの測定は甲状腺機能低下症の鑑別に有用である．尿蛋白や尿潜血は血管炎の存在を疑う．
- ▶腫瘍随伴症候群としてPMRとよく似た症状，検査所見を呈することがある．しかし，PMRとして典型的であれば治療を開始し，速やかに反応しなかった場合に，徹底した悪性腫瘍の検索をはじめればよい．PMRの患者さんに悪性腫瘍の合併が多いということはない[2]．
- ▶ PMRとして非典型的な場合は，躊躇せずに膠原病（リウマチ）内科医にコンサルテーションするほうがよい．非典型的とは，50歳代での発症，慢性発症（2ヵ月以上），肩の症状の欠如，こわばりの欠如，全身症状が優位，他の膠原病・膠原病類縁疾患の特徴を併せもつ，CRPが正常値または著しく上昇などである[1]．
- ▶超音波検査で三角筋下滑液包炎，上腕二頭筋腱滑膜炎，肩関節滑液包炎などの所見があればPMRの診断に有用であり[3]，これらの部位の観察手技を身につけることで，プライマリ・ケアでもより確実な診断ができる可能性がある．

●患者さん・家族への説明

- ▶ひとたびPMRを疑ったら，診断が確定するまでも，治療開始後も側頭動脈炎の合併を早期に発見するように努める．そのために，患者さん・家族に注意点を書いた紙を渡すとよい．注意点は，頭痛，側頭部の圧痛，顎跛行，視力障害である．

●治療に関連して

▶側頭動脈炎の合併がない PMR は，少量のステロイドで治療を開始すると数日以内に劇的に改善し，予後は良好なので，プライマリ・ケアで治療が可能である。
▶感染症や他の膠原病・膠原病類縁疾患が十分否定されるまでステロイドを開始してはならない。
▶治療はプレドニゾロンの内服で行う。減量の仕方にエビデンスはないが，おおむね次のスケジュールでコンセンサスが得られている。NSAIDs の併用は不要である。
初回：15mg/日，2～4週間
初めの1週間で7割程度の自覚症状の改善が得られていなければ，20mg/日に増量してもよい。
20mg/日にした場合は，2～4週間後に15mg/日に減量。
次いで，12.5mg/日，2～4週間
次いで，10mg/日
以後，4週間毎に1mg/日ずつ減量
減量は自覚症状がないことを確認しながら行い，CRP または ESR が基準値内にあることも参考にしてよい。4週に1mg/日の減量で症状が再燃する場合は，いったん再燃前の量に戻し，4週に0.5mg/日または8週に1mg/日ずつ減量する。
▶治療開始前の症状・所見は，陽性のものも陰性のものも詳細にカルテに記しておいた方がよい。万一，順調な治療経過とならなかった場合，診断の見直しに役立つからである。
▶少量ステロイドでの治療で速やかに改善しないときに考えるべき鑑別診断の主なものは，悪性腫瘍，側頭動脈炎，血清反応陰性脊椎関節炎，アミロイドーシス，感染性心内膜炎である[4]。

◆引用文献
1) Dasgupta B, et al: BSR and BHPR guidelines for the management of polymyalgia rheumatica. Rheumatology, 49(1): 186-190, 2010.
2) Myklebust G, et al: No increased frequency of malignant neoplasms in polymyalgia rheumatica and temporal arteritis. A prospective longitudinal study of 398 cases and matched population controls. J Rheumatol, 29(10): 2143-2147, 2002.
3) Dasgupta B, et al: 2012 provisional classification criteria for polymyalgia rheumatica: a European League Against Rheumatism/American College of Rheumatology collaborative initiative. Ann Rheum Dis, 71(4):

484-492, 2012.
4) Soubrier M, et al: Polymyalgia rheumatica: diagnosis and treatment. Joint Bone Spine, 73(6): 599-605, 2006.

◆参考文献

Mackie SL, Mallen CD: Polymyalgia rheumatic. BMJ, 347: f6937, 2013.
Kermani TA, Warrington KJ: Polymyalgia rheumatic. Lancet, 381(9860): 63-72, 2013.

25 気づかれにくい高齢者の感染症

中村　明澄

- 高齢者は，感染症に罹患しやすく，生理機能，臓器予備能が低下しているため，感染症が難治性，あるいは重症化しやすい。
- しかし，高齢者では発熱を起こす能力が障害されるといわれており，重症感染症であっても微熱程度の発熱しか呈さないことがある[1]。
- いつもより元気がない，食欲がない，おかしいことをいう，転びやすいなど，わずかなサインが早期発見につながる重要な鍵となるため，普段との様子の違いを聞き出すことが重要である。
- わずかなサインは，老化によるものや認知症の進行による症状とよく似ているため，一見元気そうなときほど，注意が必要である。
- 絶対値としては平熱であるが，普段の体温と比較するとすこし上がっているということが，手がかりとなることもある。

高齢者の感染症は，「話のつじつまが合わない」，「トイレがわからなくなった」など認知機能低下に類似した症状や，転倒後の腰痛や外傷で受診するケースがある。また，こちらからの問いかけで「そういえば食欲がない」という情報から感染症の診断にたどりつくこともある。
必ずしも発熱を伴わない高齢者の感染症では「何かがいつもと違う」ことに気づくことが，早期発見の鍵となる。そのため，受付からアンテナをはりめぐらせて，各人がキャッチできた「いつもと違う」情報を全員で共有することが大切である。

🔊 患者さん・家族の訴えから

エピソード例

▶ （家族）「いよいよ，ぼけてきましたかね。何だかおかしなことをいうんです」
▶ （家族）「何となく元気がない感じですね」
▶ （家族）「急にトイレが間に合わなくなっちゃって」
▶ （本人）「なんか食事がおいしくない」

- (本人)「急に足腰が弱くなってきた」
- 高齢者の感染症では明らかな発熱がないことがあり，「何かがいつもと違う」というのが唯一の訴えのこともある。
- 具体的には，何となく食欲がない，転倒する，失禁する，普段できることができないなどがある。

受付・会計窓口で気づくこと

エピソード例

- いつもより何となく元気がない
- いつもより口数が少ない
- 今日はなぜか足元がおぼつかない
- 毎日一緒に生活している家族が，何となく元気がない，転びやすいといったことを，「年のせいでしかたがない」と納得してしまうことがある。日頃の様子を知っているが，毎日顔を合わせていないスタッフだからこそ，気づくこともある。
- 受付で顔をみせたとき，クリニックに入ってきたときの様子は大切な情報源となる。診療は，クリニックに入ったときからはじまっており，受付スタッフもその大切な一員である意識をもってもらえるように，また「あれ？ 何かへん」と思ったときに，躊躇せず看護師に伝えられるような環境づくりを大切にする。

問診で気づくこと

エピソード例

- いつもより付き添いの家族が話している時間が多い
- 食欲低下を認める
- （事例）86歳女性。中等度の認知症を認めるが，普段の歩行は自立。一昨日，昨日と転倒し，膝の擦過傷と背部痛があり受診。バイタル著変なし。活気はあるも，「ごはんは食べていますか？」との問いに「おいしくない」と本人。家族より，実際の摂取量も普段より少なめである情報を得た。念のため採血，尿定性施行。尿定性でWBC2+，潜血＋を認め，血液検査でも炎症反応を認めた。尿路感染症の疑いで抗生物質の内服を開始し，軽快し，歩行も食欲も回復した
- もともと認知症の診断がついている患者さんや，転倒歴のある患者さんでは，本人のみならず，家族も年のせいにしてしまうことがあり，せっかくのサイ

ンに気づいていても，本人や家族から自ら話題にしないこともある。
- ふとした「やっぱり年だね～」というような発言に対して，「なぜそう思うようになったか」を問いかけてきっかけを知ることで，重要な変化にたどりつけることがある。

🔊 看護師が気づくこと

エピソード例
- 待合室の椅子から立ちあがる際にいつもより時間がかかる
- トイレにいくときに，いつもより歩行が不安定で手をかした
- （家族）「ここ最近，わがままになって何かと食事にケチをつけるのよ」
- （家族）「もう急に年寄りになっちゃって」

- 待合室での様子や，トイレを利用したときの様子の違いから気づくことがある。
- 長年勤務しているベテラン看護師は家族とも古くからの知り合いであることもあり，何気ない会話から，最近のちょっとした変化の情報収集ができることがある。
- きちんとアセスメントできていない段階での報告を躊躇してしまうことがあるため，はっきり言語化できていなくても「いつもと何か違う」というアンテナにひっかかった場合には，その感覚を共有してもらうようにすることで早期発見につながる。

🔊 診察所見で気づくこと

エピソード例
- 服が汚れている
- 尿臭がする
- （事例）94歳女性。もともと認知症があり，短期記憶の低下は認めるも，食事や排泄は自立できていた方。診察時，元気そうにお話しされ，バイタルに著変ないが，洋服の乱れが気になり，たずねると，ここ2日はトイレを頻回に失敗しており，また，4～5日前から食欲が低下しているとのこと。頻尿を疑わせる情報以外，診察上特異的な所見はなく，本人は「年だから」と笑顔だが，念のため尿定性，血液検査を施行。尿定性でWBC3+，蛋白+，血液検査でWBC12400 CRP16.8と炎症反応認め，尿路感染症の疑いで抗生物質内服し，食欲改善，排

池も自立できるようになった。後日，尿培養より，E.coli が検出された
- 認知症の初期のような身だしなみの変化をきたすことがある。
- 診察室のドアを開けて椅子に座るまでの動作が，いつもよりゆっくりであったり，ふらついていることがある。
- 皮下出血から転倒のエピソードに気づくことがある。
- 高齢者では，36℃台であっても，平熱と比較することで発熱の可能性があるので，平熱を知っておくことは大切である。

ドアノブコメントで気づくこと
- 診察が終わって立ち上がる際に時間がかかると「最近，何だか転びやすいんですよね……」，「トイレも間に合わないことがあって……」という言葉が聞かれることがあり，診察室を出るところまでゆっくり見送るように心がけたい。

プライマリ・ケア医として次にすべきこと
- 発熱を伴わないがゆえに，高齢者の感染症は見逃されることも少なくない。しかし，高齢者では，さまざまな機能低下により重症化もしやすく，死に直結することもあるため，「いつもと違う」という感覚を大事にしてもらい，すこしでも気になることがあれば，いつでも相談にのれることを日頃から伝えておくことが大切である。
- IDSA（米国感染症学会）の高齢者施設入居者の発熱ガイドラインでは，平熱より 1.1℃以上高い場合は，発熱であると定義されており[2]，絶対値にとらわれず「いつもと違う」ことに立ち止まる習慣を皆で共有していきたい。
- 日頃の手洗い・うがいや口腔ケア，ワクチン接種に至るまで，高齢者の感染症の予防について勉強会の開催や院内に掲示するなど，情報発信も心がけたい。

◆引用文献
1) Roghman MC, Warner J, Mackowiak PA: The Relationship between age and fever magnitude. Am J Med Sci, 322(2):68-70, 2001.
2) High KP, Bradley SF, Gravenstein S, et al: Clinical practice guideline for the evaluation of fever and infection in order adult residents of long-term care facilities, 2008 Update by the Infectious Diseases Society of America. Clinical Infectious Diseases, 48: 149-171, 2009.

26 DV・虐待・ネグレクトの痕跡

井階　友貴

- DV・虐待・ネグレクトを主訴に受診する患者さんはほとんど見込めず，また，一人で受診していたとしても，DV・虐待・ネグレクトを告白する患者さんは多くない。
- 家庭状況や収入，就労状況が，DV・虐待・ネグレクトのリスクになる[1]。
- プライマリ・ケア医には，普段の定期受診や不自然な急性期受診から，DV・虐待・ネグレクトの痕跡を発見することが求められている。
- DV・虐待・ネグレクトの痕跡は，患者さん・家族の不自然な返答や関心，受付・会計で察知される家族の関係性や生活状況，問診での患者さん・家族の気になる訴えや態度，看護師が把握しやすい患者さんや地域からの情報，納得のいかない患者さんの身体所見や態度などに潜んでいる。
- DV・虐待・ネグレクトを疑った場合，担当部署の関係者とともに適切な対応で対峙する必要がある。
- 普段から担当関係者らとの連携を深め，それぞれの役割分担をしておくことが重要である。

患者さん・家族の訴えから

エピソード例

- （本人）「ちょっと庭で転んでしまって……」（転倒したにしては説明のつかない部位の皮下出血）
- （本人）「最近食欲がなくって……」（家族から食事を与えられていない老人のるいそう）
- （家族）「やかんのお湯を自分でひっくり返して，やけどしたんです！」（やかんはどこに置いてあったんですか？）「ええと…机の上……です」（状況の質問に不自然な返答）
- （家族）ケガなどの異変について，病因を追及するそぶりなく，「放っておいて大丈夫か？」，「大事には至らないか？」ばかりを気にしている
- 当然ながら，DV・虐待・ネグレクトを行っている家族から，事実を告白してくることは期待できない。

- ▶ DV・虐待・ネグレクトを受けている本人も，たとえ一人で受診していても，世間体や親の目などを気にして事実を伝えないことも多い。
- ▶ しかし，当事者，あるいは加害者においても，DV，虐待によってできたケガや，ネグレクトの結果生じたるいそうなどの症状に対して動揺し，偽りの病歴を話して相談するケースは少なくない。
- ▶ 加害者ではない別の家族や親族が異変に気づいて受診させることもある。

🔊 受付・会計窓口で気づくこと

エピソード例
- ▶ 赤ちゃんや老人の扱いが雑である
- ▶ 患者さんがつらそうにしていても，家族が携帯電話をいじっているなど，無関心
- ▶ 患者さんがつらそうにしているのに，家族がいやいや連れてくる
- ▶ 患者さんと家族が二人で座っていても，不自然なほど会話がない
- ▶ 家族の患者さんへのもののいい方が極端にきつい
- ▶ 家族がなかなか迎えにこない
- ▶ 子どもの前で，夫婦が大喧嘩している
- ▶ 診療費の支払いを渋る。お金がないという

- ▶ 診察室では医師を目の前にして取り繕う患者さんも，気を抜いている受付での様子や診察待ちの様子からおかしいと感じることがある。
- ▶ 受付スタッフにも事前に家族の関係性について察知してもらうよう指導し，何かおかしいと感じたら報告するような体制をつくっておく。
- ▶ DV・虐待・ネグレクトのリスクの背景に生活状況や収入，婚姻状況もあるが，医療保険の種類から（生活保護，シングルマザー，再婚家庭など）それをうかがえる場合もある。

🔊 問診で気づくこと

エピソード例
- ▶ とくに誘因がないのに気分が沈んでいる
- ▶ アルコール依存（アルコール使用障害）がある
- ▶ 食事の内容や普段の行動パターンについてたずねても，家族が把握していない
- ▶ 受傷や発症の経緯についてたずねても，家族からは不自然な答えばかり返ってくる

- ▶子どもに「ごはん食べてる？」と聞くと，「食べてない」という
- ▶子どもや老人が，家事を任されすぎている
- ▶家族が「幸せ」，「仲がよい」などの言葉を不自然に多用する
- ▶家族が不自然に仲がよさそうにふるまう
- ▶家族が患者さんのことを不自然にほめちぎる
- ▶家族が患者さんの話をさえぎる，患者さんの話を聞かない
- ▶患者さん本人や家族のことを話していても，いつの間にか周囲の話になっている
- ▶患者さん本人が，家族の目を気にしている，家族の目をうかがっている（一人になると自然体になる）
- ▶抑うつ症状の背後にDV・虐待・ネグレクトが隠れていることがある。
- ▶アルコールや薬物依存（物質使用障害）とDV・虐待・ネグレクトは関連している[2]。
- ▶不自然な症状に関して家族に「この傷はどうされたのですか？」など"ツッコミ"を入れることが，事実の判明をもたらすときがある。
- ▶患者さんを一人にすることで話せる事実がある。
- ▶患者さんや家族と交わす会話の内容だけでなく，患者さんと家族の関係性をうかがわせる態度や動作にも注意する。
- ▶発言から地域の目や世間体を気にしていることが極端にうかがわれるときは，注意する。

🔊 看護師が気づくこと

エピソード例

- ▶採血しようと腕をまくると，不自然に傷や皮下出血が多い
- ▶単なるケガのわりにはひどく落ち込んでいるように見える
- ▶子どもや老人の受診を勧奨しても，いっこうに受診させない
- ▶乳児健診にこない
- ▶予防接種が滞っている／抜けが多い
- ▶虐待されたという既往があるという話を聞く
- ▶家族に精神疾患などの不安定な要素がある
- ▶子どもの身辺自立が遅い
- ▶寝たきりなのに，介護サービスを一切利用していない
- ▶保育所から，いつも同じ服を着ている，季節感のない服を着てくる，不潔（風呂

に入っていなさそう），朝食を与えられていないなどの情報
- ▶介護施設から，不自然なあざがあるとの連絡
- ▶夫婦仲，嫁姑問題など，家族間の関係の噂を耳に挟む
- ▶泣き声，罵声が近所で有名である
- ▶看護師・保健師の勘で，なんとなくおかしい

- ▶検査や問診中，受診までのやりとりなどに，看護師にしかわからないDV・虐待・ネグレクトのヒントが隠れていることがある。
- ▶地域の看護師のもとへは，地元のさまざまな情報が集まることが多く，そのなかでDV・虐待・ネグレクトに関する情報も得られることがある。
- ▶行政の虐待関連担当部署，保健福祉担当部署，地域包括支援センター，児童相談所，保健所，警察，民生・児童委員，生下時の病院，保育所や学校，入所施設，介護施設，ご近所などからの情報に耳を傾ける。

🔊 身体所見で気づくこと

> エピソード例

- ▶不自然なケガ，あざ，やけど，抜歯，体重減少がある
- ▶驚くほど虫歯が多い，口の手入れができていない
- ▶身なりが整っていない，服がいつも一緒，お風呂に入ってなさそう
- ▶赤ちゃん・子どもが，不自然なほど泣きわめく。あるいは逆に，泣かなさすぎる
- ▶訪問診療（往診）で，部屋が散らかりすぎている。あるいは逆に，片づきすぎている

- ▶主病に関連して診察すべき個所だけでなく，いたるところを診察するとヒントがみつかることがある。
- ▶身体所見だけでなく，身なり，態度，受診の様子もDV・虐待・ネグレクトを疑う際の参考になる。
- ▶医師だけでなく，看護師など他の職種も交えて，多くの目で診察を行うとよい。

🔊 ドアノブコメントで気づくこと

- ▶DV・虐待・ネグレクトによるケガなどの症状が受診の主な理由にならならず，ドアノブコメントとして患者さん・家族がたずねてくることは珍しくない。
- ▶あるいは，医師側から「何か気になることや心配事はありませんか？」とた

ずねることで，「実は……」と訴えがはじまることもある。
▶次回受診予約や説明などを理由に家族に先に受付にいってもらい，患者さんだけからいいたいことを聞くことも有効である。
▶医師にはいいにくくても看護師その他の職種にはいいやすい場合があるので，医師以外の立場からもいい残したことを聞くようにするとよい。
▶診察室をあとにする患者さんの表情や態度にも気を配る。

◉ プライマリ・ケア医として次にすべきこと
●患者さん・家族への説明
▶当事者である患者さんが一人でDV・虐待・ネグレクトを訴えた場合，しかるべき相談部署（行政の虐待関連担当部署，保健福祉担当部署，地域包括支援センター，児童相談所，保健所など）への取り次ぎを行う。
▶加害者と思われる家族とともに受診しているときは，患者さんを一人にできるなら上記の取り次ぎを行えることもあるが，むずかしい場合は家族を問い詰めるのではなく，以下にあげる項目の手順を踏むほうがトラブルも少なく，本質的な解決に導ける。

●かかわりの多いところからの情報収集
▶高齢者の場合，ケアにかかわる施設，地域包括支援センター，ケアマネージャー，訪問看護師，ヘルパーからの情報も確認するとよい。警察，保健所，民生委員からも情報が得られることもある。

●しかるべき部署への連絡・相談
▶虐待が疑われる事例が発生したら，以下のところに報告する。
高齢者：市区町村，警察
児童：市区町村，福祉事務所，児童相談所，児童委員

> 📝NOTE
> 虐待やDVに関する法律や相談先
> ・高齢者虐待の防止，高齢者の養護者に対する支援等に関する法律
>   http://law.e-gov.go.jp/htmldata/H17/H17HO124.html
> ・児童虐待の防止等に関する法律
>   http://law.e-gov.go.jp/htmldata/H12/H12HO082.html

- 厚労省の HP 児童相談所
    http://www.mhlw.go.jp/bunya/koyoukintou/gyakutai/
- 配偶者からの暴力の防止及び被害者の保護等に関する法律
    http://law.e-gov.go.jp/htmldata/H13/H13HO031.html

●関連部署との連携

▶日頃より，行政の虐待関連担当部署，保健福祉担当部署，地域包括支援センター，児童相談所，保健所などとの連携を深めておくことも重要である。

▶気になる事例が発生したときに集まって議論ができる，あるいは定期的に会をもって報告し合えるような関係が理想的である。

▶地域のプライマリ・ケアを担う医師／医療機関として，各担当部署から被疑者家族の診察依頼を受けたり，医学的な判断を求められたりすることがある。

▶地域のなかで，各部署および医療機関がDV・虐待・ネグレクトの問題に対してどのような役割を担っていくか，今一度整理しておくとよい。

◆引用文献

1) 東京都福祉保健局：児童虐待の実態 II, 2005.
　（http://www.fukushihoken.metro.tokyo.jp/jicen/gyakutai/index.files/hakusho2.pdf）
2) Teicher MH: Commentary: Childhood abuse: New insights into its association with posttraumatic stress, suicidal ideation, and aggression. J Pediatr Psychol, 35(5): 578-580, 2010.

27 発達障害

吉村　学

- 注意欠陥多動障害（ADHD），学習障害（LD），自閉症スペクトラム（ASD）などを主に発達障害として取り扱う。
- ちょっと普通の子と違うかもしれないという医師の第一印象は案外大切である。
- 早期発見，早期療育（教育）と定期健診が鍵となる。
- 保護者の思いをしっかりと受けとめる必要がある。
- 診察室以外での情報が鍵となるので，自宅，公園，保育園・幼稚園での様子や学校の先生方からの情報（例；連絡帳等）について保護者からじょうずに引き出す。
- 確定診断は専門医（小児科医・児童精神科医等）へ紹介して行い，その後の支援やかかわりを連携して行うことにプライマリ・ケア医の役割がある。

🔊 患者さん・家族の訴えから

▶ エピソード例

- （家族）「1 歳半健診で自閉症の疑いがあるといわれたのですが心配です」
- （家族）「3 歳児健診で落ち着きがない，多動だといわれたのですが」
- （家族）「保育園の先生からうちの子について，他の子とトラブルになることが多くて，と指摘されたのですが，家では全然そんなことないんですけど，どうなんでしょうか」

▶ 本人は表現できないことがほとんどなのでむずかしい。
▶ 乳幼児健診で行動や発達の課題を指摘されて相談にくることが多い。
▶ 保育園や幼稚園からの情報と自宅での様子のギャップに悩んでいたり，受容ができずにストレスを抱えている保護者もいるので慎重に対応したほうがよい。

🔊 受付・会計窓口で気づくこと

▶ エピソード例

- ▶診察前の段階でおとなしく待つことができずに走り回っている
- ▶視線が合わない
- ▶待合室でおとなしく待つことができずに，周囲の患者さんたちに迷惑をかけている光景が見られて「ちょっとへん」と気づくことがある。
- ▶逆におとなしくてほかの子どもさんと視線が合わず，何かに集中している様子が見られることもある。

🔊 問診で気づくこと

エピソード例
- ▶一方的によくしゃべる
- ▶質問を最後まで聞かないで答えてしまう
- ▶風邪やけがで受診したときに，何となくほかの子どもさんと違って落ち着きがなかったり，逆におとなしくて視線が合わないなど，ちょっと勝手が違う印象を受ける。

🔊 看護師が気づくこと

エピソード例
- ▶診察の場合にじっとしていないため介助量が増える
- ▶必要な検査について伝わらない，あるいはパニックになってしまう
- ▶ある一つのこと（例；パソコンなど）に異常な関心を示してしまう
- ▶待合室から看護師が呼び入れる際に，待合室での様子や保護者からの話（上記の保育園や学校での様子等）を聞いていることがあるので，そのことを医師に伝えてもらうとよい。
- ▶子どもさんへ検査などの説明がうまく伝わらないということで気づくことがある。

🔊 診察所見で気づくこと

エピソード例
- ▶診察の際にアイコンタクトがとれない
- ▶診察室から飛び出してしまう
- ▶風邪やけが等で診察することが多く，子育てに関して「集団生活での困ったこと」，「育てにくさ」を主訴に受診することは実は少ない。このためそうした質問を保

護者へすこし振ってみると明らかになることがある
- ▶コミュニケーションに困難さを感じるときは，これらの疾患を念頭におく必要がある。
- ▶身体所見で特徴的なものは乏しい。

🔊 ドアノブコメントから気づくこと
- ▶発熱や風邪症状で受診したついでに，帰り際に発達障害に関しての相談を「実は…」ということでもちかけられることがある。
- ▶保護者は発達障害の疑いがあるかもしれないと感じつつもナーバスになっていたり，否定について同意を求めてきたりすることがある。
- ▶保護者自身が観察していることと，集団生活で観察されていることにギャップがあるかもしれないが，事実がどのようになっているか冷静に対応する必要がある。
- ▶学校生活がうまくいっていない，授業についていけない，不登校になっているという相談をすこし受けることがある。そのなかに実は学習障害やASDが隠れていたり，ADHDがもともとあって実は診断されていなかったという可能性もあるので，そうした学業や学校での生活についての話題にも耳を傾けたい。

🔊 プライマリ・ケア医として次にすべきこと
●患者さん・家族への説明
- ▶本人に対して，できるだけわかりやすく説明することが望ましい。
- ▶発達障害はある一定の割合で地域に存在すること，最近は健診などの充実に伴って指摘される数は増えていること，早期に専門家の診断をつけておくことにより，その後の治療と療育を早く開始できることでその後の子どもの成長によい効果があることを真摯に伝える必要がある。
- ▶原因は育児の問題ではなく，脳の機能障害であることを伝えて誤解を解く。
- ▶ASDの場合は2歳までに診断を，ADHDの場合は逆に6歳を過ぎて診断が可能になってくるといわれている。小学校低学年から中学年の時期が大切になってくる。
- ▶正しい診断をつけることがその後の治療や療育の柱になるため，必ず専門医を受診するように粘り強く説明をする。

●**関係者への連携**
▶自分の地域での発達障害に関する健診体制，担当保健師，教育委員会の担当者，スクールカウンセラー，学校担当者，療育を担当しているセンター，特別支援学校，通級*，小児科医および児童精神科医などを確認したい．そのことを保護者にも伝えておく．
　　*通常の学級に在籍していながら，個別的な特別支援教育を受けることのできる制度
▶一般的に地域には専門医が少ないことから，紹介した場合にはすこし時間がかかることも伝えておくとよい．
▶自宅での様子だけでなく，健診での結果や保健師さんからの情報，保育園・幼稚園での様子については保育士からの情報，専門医での診察結果や各種テスト結果等（WISC-IV 知能検査；Wechsler Intelligence Scale for Children）の共有が望ましい．
▶かかわる機関が多いため，その連携はとても重要であり，できれば診察室からすぐに関係先へ電話をかけたりして，その場でのやりとりがすぐにできると理想的である．
▶その際には保護者に対して，情報のやりとりをしてよいか許諾を得るように配慮する．
▶地域には親の会や自助グループがあることもあるので，そうした資源も紹介するのが望ましい．

●**継続的なかかわりをサポート**
▶地域で働くプライマリ・ケア医として今後も継続してかかわることをきちんと宣言して，患者さんおよび家族をサポートすることを伝えて関係者との連携を支援すると声に出すことが望ましい．

◆**発達障害に関する参考サイト**
1) http://adhd.co.jp

28 思春期の摂食障害

喜瀬　守人

- 摂食障害は10～20代の若い女性に発症することの多い精神疾患で，極端なやせ願望や肥満恐怖に基づく食行動の異常，病識のなさ，ボディイメージの障害などの特徴を有する。多くの場合，その年代特有の心理的ストレスにうまく対処できないことが，発症のきっかけになる。
- 摂食障害，とくに拒食症（神経性無食欲症）は本人に病識が乏しいことがほとんどであり，病的な体重減少や食行動の異常自体を主訴として受診することはまれである。
- 健診やワクチン接種，急性期の症状による受診など，摂食障害とは関連のない主訴であっても，少ない機会を捉えて病気を発見できるよう備える。
- もともと好発年齢が医療機関への受診が少ない年代であるうえに，疾患特有の病識のなさ，周囲が摂食障害を疑っている場合は精神科や心療内科などの専門医へ直接アクセスを試みることが多い，などの要因もあり，プライマリ・ケアで頻繁に出会う疾患ではない。しかし，疾患そのものは特徴的な病像を呈するため，医療者側が備えをしておけば，数少ない受診機会を捉えることも十分可能と考える。
- 家族が困って相談してくることは少なくない。また，関連する身体症状で受診をした場合はもちろんであるが，それ以外の受診機会でも，摂食障害を疑わせる徴候が認められる場合には，「探りを入れる」ようにする。

◀)) 患者さん・家族の訴えから

▶ 本人が体重減少や食行動の異常を訴えて受診することはまれである。
▶ やせや肥満を主訴に患者さん自身が受診することは少ない。
▶「生理がない」という訴えで受診することがある。
▶ 家族が心配して相談のため受診することのほうが多い。

◀)) 受付・会計窓口で気づくこと

▶「生理がない」と訴えて来院した若い女性が，異常なやせ，あるいは肥満がみられることで，受付担当者が気にかけることがある。

🔊 診察所見で気づくこと
●無月経／やせ・肥満
▶思春期から青年期の女性が，体重が減少して無月経になった場合，神経性無食欲症の可能性を念頭におく．ダイエットや精神的なストレスが原因で体重が減少し，一過性の無月経になることもあるが，この場合は体重減少や無月経がもたらす弊害を理解でき（病識があり），体重を回復させることができる．

> **エピソード例**
> ▶（事例）高校に入学して半年ほど無月経が続いたため受診．さらに聞いたところ，受験勉強が本格化した中学3年の夏ころから体重が10kgほど減ったという．母親は何か病気が隠れているのではないかと心配しているが，本人はむしろ迷惑そうで，病気はない，元気だといいはっている．実際，学校にはきちんと通学しており，部活動にも参加している

▶繰り返しになるが，やせや肥満を主訴に患者さん自ら受診することは少ない．そのため，健診やワクチン接種，急性期の症状による受診など，摂食障害とは関連のない主訴であっても，少ない機会を捉えて病気を発見するために，患者さんに対して体重や食行動に関する質問を積極的に行いたい．逆に，家族が心配して相談のため受診することのほうが多い．

> **エピソード例**
> ▶（事例）インフルエンザワクチン接種のため受診．視診上，やせが顕著だったため念のため問診したところ，摂食障害が疑われた

●初経の遅れ，身長・体重の増加不良
▶成長期にある患者さんでは，身長や体重の伸びが発症前に比べて明らかに鈍化する．成長曲線の記録を確認することが診断に有用である．

> **エピソード例**
> ▶（事例）HPVワクチン接種のため受診した13歳女子．小柄でやせ型だったため念のため母子手帳の成長曲線を確認したところ，1年ほど前からほとんど身長が伸びておらず，体重はむしろ減少していた

●検査異常
▶発症初期には目立った検査異常は示さないことが多いが，若年者でやせがあるにもかかわらず，肝機能や電解質の異常，総コレステロール値の上昇，貧

血や白血球減少などを認める場合，摂食障害の可能性を検討する。

> **エピソード例**
> ▶ (事例) 就職時健診で受診した20代女性。これまで目立った既往歴はないが，健診結果で肝機能異常，白血球減少，中等度の貧血が認められた

🔊 ドアノブコメントで気づくこと
●家族からの相談
▶ 患者さん本人に病識がなくても，急速な体重減少や食行動の異常を心配した家族から相談されるケースもある。そのような場合，本人は「ちゃんと食べている」と話すことが多いので，具体的な内容や量を記録してもらう，家族から詳細な情報を入手するなどのアプローチが望ましい。

> **エピソード例**
> ▶ (事例) 外来定期通院中の40歳女性からの相談。中学生の娘が最近，急速にやせてしまっているとのこと。いくら家族がやせすぎているのではないかといっても，本人は取り合わない。一緒に受診することも勧めたが，断固拒否しているため困っている

🔊 プライマリ・ケア医として次にすべきこと
●患者さん・家族への説明
▶ 摂食障害の患者さんにとって，やせていることには大きな心理的メリットがあり，医療者に対して非協力的な態度をとることが多い。精神疾患を合併していることも多いうえ，半数の初診患者さんがすでに他医療機関を受診したことがあるというデータもあり[1]，そもそも治療関係が築きにくい疾患といえる。それを乗り越えて信頼関係を築くことは容易ではないが，以下の点に

表1. DSM-5の食行動障害および摂食障害群

異食症
反芻性障害
回避・制限性食物摂取障害
神経性無食欲症
神経性大食症
過食性障害（むちゃ食い障害）
他の特定される食行動障害または摂食障害
特定不能の食行動障害または摂食障害

表2. 摂食障害の鑑別疾患

うつ病などの精神疾患（合併もあり）
糖尿病
下垂体・視床下部疾患（ホルモン欠損症）
感染症（結核，感染性心内膜炎など）
甲状腺機能亢進症
自己免疫疾患
炎症性腸疾患
悪性腫瘍

表3. 摂食障害専門医に紹介する基準

身体状況悪化のための緊急入院後，内科的治療により危機を脱した場合
体重が標準体重の65%以下で6ヵ月以上改善しない
内科的治療では是正できない嘔吐や，薬物乱用による検査異常が持続する
食行動異常の誘因となる対人関係の問題などに対応できない
異常行動への対応に家族が苦慮している

留意する。
- 患者さんの心理の受容：受診したことを評価する，本人が困っていることにフォーカスし共感する，病気になったことを責めないなど，精神疾患に対する基本的な対応を行う。
- 疾患に対する情報提供：本人が自覚している症状が本人の責任ではなく疾患によるものであること，やせが改善しない限りこれらの症状が改善しないことを明確に伝える。とくに，低身長や骨粗鬆症は不可逆性の変化であり，早期の治療開始が重要である。
- 治療に対する見通し：体重を増やすことだけではなく，自らの力で問題を解決できるだけの体力を養うことも，当面の治療目標であることを伝える。体重さえ増えれば治療終了ではなく，再発のリスクもあるため長期のフォローアップが必要である。

●診断
▶ DSM-5では，これまで特定不能の摂食障害に含まれていた過食性障害 binge eating disorder が新たに独立した疾患概念となっている。神経性無食欲症では，診断基準の必須項目に無月経が含まれなくなっている。
▶ 有病率は男女比1:20と圧倒的に女性で高い。発症後は慢性に経過するか寛解

表 4. 精神科医に紹介する基準

強いうつや不安が認められる
自傷行為を繰り返す
希死念慮を有する
情緒不安定の程度がはなはだしい
万引きや性的逸脱などを繰り返す

表 5. 緊急入院が望ましい状態

不安定なバイタルサイン
症候性の徐脈（たとえば 40/分以下）
35℃未満の低体温
洞性徐脈を除いた不整脈
著しい低体重（理想体重の 55%未満，または BMI 12 未満）
重症の脱水症
著しい筋力低下
低栄養による合併症（失神，痙攣，心不全，肝不全，膵炎，肺炎，気胸・縦隔気腫・気腹など）
再栄養（refeeding）症候群
極度の浮腫
電解質異常（低カリウム血症 2.5mEq/L 未満，低リン血症 2mg/dL 未満）

と再発を繰り返すことが多い。

▶問診では，体重の時間経過による変化や，食行動について具体的かつ詳細に確認することはもちろんであるが，月経歴，便通，睡眠，精神疾患の合併なども重要な情報である。

▶身体診察においては，バイタルサインの異常（低血圧，徐脈，低体温），頭皮の脱毛，眼瞼結膜の蒼白，唾液腺腫脹，手背の吐きダコ，背部の産毛の密生，筋萎縮，皮膚の乾燥，カロチン血症などが認められることがある。

▶診断そのものは問診のみで可能であるといっても過言ではないが，他身体疾患の鑑別は慎重に行う。鑑別診断としては，体重減少をきたす疾患があげられる（表2）。

●専門医への紹介

▶摂食障害は，難治かつ予後不良の疾患であり，疑った時点で専門医への紹介を検討する必要がある。摂食障害の専門医への紹介（表3），精神科医への紹介（表4），入院適応（表5）の基準を示す。

◆引用文献
1) 鈴木眞理：Primary care note 摂食障害, 日本医事新報社, 東京, 2008.

◆参考文献
森屋淳子, 吉内一浩：特集「内科でよくみられる心の病気と適正処方」I-5 摂食障害, レジデント, 6(7): 34-41, 2013.
厚生労働省：知ることからはじめようみんなのメンタルヘルス - 摂食障害.
（http://www.mhlw.go.jp/kokoro/speciality/detail_eat.html）

謝辞

　本稿執筆にあたり，医療生協家庭医療学開発センター／久地診療所（東京大学医学部附属病院心療内科）の森屋淳子先生より，専門的見地から多くの有用なアドバイスをいただきました．ここに感謝の意を表します．

29 本人が気づいていない妊娠

大橋　博樹

- 妊娠の症状は多彩であり，本人が疑わなければ，それに気がつくのはむずかしい。
- 多彩な症状を主訴に受診した場合は，常に妊娠を頭に入れておく。
- 一番大切な質問は「妊娠の可能性はありますか？」，ただし性的コンタクトがあれば，すべて可能性はあると考える。
- 身体所見での判断はむずかしい，視診上は乳房の変化程度である。
- 妊娠がわかったら，どんな妊娠であれ，サポートしていくことを伝える。
- 妊娠でなかったとしても，今後の避妊法や性感染症の予防法について指導する。
- 筆者の経験では，妊娠に気づかずに他の疾患と思って受診する患者さんは案外多い。

患者さん・家族の訴えから

▶妊娠の症状は多彩であり（表1），本人も妊娠と気づいていないことがある。

▶多くの症状がある場合は，本人が何科にいったらよいかわからずに，電話等で問い合わせてくることも多い。

NOTE
＊妊娠の早期症状（早朝嘔吐など）のないことは，妊娠を除外できない。また，避妊法を用いていても除外はできない。

＊妊娠が考慮されるべき患者さんとは，妊娠可能な年齢で，完全な子宮があり，性的にアクティブで，最終月経がきていない，もしくは月経周期に異常があったすべての女性である。

表1　妊娠が疑われる訴えの例

・眠気が強い
・匂いに敏感になる
・熱っぽくなる
・唾液や鼻水が増える
・下半身に痛みが出てくる
・胃がムカムカする
・食欲が減る，増える
・おりものの匂いや色の変化
・胸が張る
・おなかが張る
・めまい
・頻尿
・便秘や下痢
・肌荒れ
・頭痛

🔊 受付・会計窓口で気づくこと

エピソード例

- 最近，眠気が強く，仕事に手がつかなくて，イライラする．本人は何か体の病気か，それとも精神的なストレスなのか，悩んで来院
- ボーイフレンドなどパートナーとともに来院することも多い
- 逆に症状が軽く，風邪だと思って受診するケースもある
- 症状が多彩なため，患者さんの訴えがわかりづらいことがある．
- うつ病や身体表現性障害など他の疾患でもこのような多彩な症状を呈することもあるため，受付スタッフには，まずは速やかに受診するよう伝えておく．

🔊 問診で気づくこと

エピソード例

- 風邪による胃腸炎ではないかという訴えを調べると妊娠初期の悪阻だった
- （医師）「妊娠の可能性はありますか？」
  （本人）「ありません」
  （医師）「もしかしたら，今回の症状が妊娠による可能性も否定できません．教えていただきたいのですが，妊娠の可能性がないというのは，性的コンタクトがなかったと考えてよいですか？」
  （本人）「いや，コンタクトはありました．でも，気持ち悪くもないし，妊娠ってことはないと思います」
- （医師）「普段から避妊はしていますか？」
  （本人）「したり，しなかったりです」
- 問診で「妊娠」を否定しても，本人が気づいていないこともある．最終月経を確認してみるとよい．
- 妊娠の可能性はないと答えても，性交渉がなかったということではない．
- 妊娠の症状については，妊娠した者にしかわからない．

> 📄 NOTE
> *妊娠について，最も感度の高い質問は「あなたが現在妊娠しているかもしれない可能性はありますか？」である（感度92％，特異度71％）[1]．
> *Stengel[2]らの研究によると，何らかの理由で救急外来を受診した妊娠可能女性すべてに月経歴や性交歴などの質問票を記入してもらい，妊娠検査を行った結果，まったく腹痛や骨盤の愁訴がない患者さんの6.3％に妊娠陽性反応があったとの報告がある．

🔊 看護師が気づくこと

> **エピソード例**
> ▶高温期と低温期という基礎体温の変化を知らない
> ▶妊娠可能性が高い時期がいつかを知らない
> ▶避妊はパートナーの判断で行っている
> ▶性感染症にかかったことがあるが，その後の対策をしていない

▶避妊の有無やその方法など，性生活の具体的な内容については，男性医師の前では話しづらかったり，正確に話せないことも多い。女性看護師が，もう一度本人に聴取することで，正確に確認することもできる。

▶そもそも性感染症のリスクや妊娠可能性について，ほとんど知識をもっていない患者さんも少なからずいる。その場合は，カウンセリングの機会を勧める。

▶普段から，妊娠可能女性については，基礎体温を測っているかを聴き，記録することを勧める。

🔊 診察所見で気づくこと

▶本人が妊娠を自覚していない状況でも，症状や病歴などにより，感度を高めてアプローチすることが，本人が気づいていない妊娠を発見する唯一の手がかりとなる。

▶残念ながら身体診察で妊娠を判断できる有用な所見は乏しい。比較的有用な所見としては，乳房の変化である。

> 📄 **NOTE**
> 妊娠による乳房の変化所見
> ・乳房の充血と腫大
> ・乳輪部の色調が濃くなる
> ・乳房表面の静脈の模様が明瞭になる

🔊 ドアノブコメントで気づくこと

▶妊娠（とくに人工妊娠中絶）歴がある場合は，本人が訴えなくても，妊娠可能性を本人が自覚していることもある。本人の心理状況にも十分配慮しながら，妊娠検査を勧めるべきである。

▶中高生でも，必要があれば，妊娠可能性について確認することを躊躇しては

いけない。「この症状は，念のため妊娠も考えなければいけないので，聞きますが……」など十分配慮したうえで，質問すべきである。
▶妊娠可能性について説明をした際に，本人から避妊法や性感染症などについて，質問が出ることも多い。ここはチャンスと捉えて，ていねいな指導を行う。

🔊 プライマリ・ケア医として次にすべきこと
●予期せぬ妊娠が発覚した場合
▶妊娠反応が陽性になっただけでは，正常妊娠かどうかは判断できない。子宮外妊娠や化学流産の可能性もある。まずは，パートナーに検査陽性ということを伝えて，パートナー同伴のもとで，正常妊娠かどうかの診断を受けてもらうことを伝える。
▶待望の妊娠だとしても，この時点では正常妊娠とは限らないことを伝え，冷静に対処するよう伝える。
▶妊娠に伴う症状は，今後さらに強くなることが予想される。パートナーをはじめ，周囲の協力が得られる環境か確認する。とくに，周囲に妊娠経験者がいない場合は，十分なサポートが必要である。
▶今後，出産までの間，そして出産後も子どもの主治医として，責任をもって寄り添っていくことを，この時点でしっかり伝える。

●望まない妊娠の場合
▶パートナーと十分話し合う必要がある。本人だけの対応が困難であれば，本人同席のうえ，パートナーに妊娠の事実を伝えることを提案したり，家族など周囲の援助者を確保する支援を行う。とくに，本人が予期していない妊娠であるから，心理的ショックは大きい。このまま一人で帰宅が可能か，慎重な判断が必要となる。
▶自分が主治医として，心理的サポートも含めて応援していくことを伝える。

●検査の結果，妊娠反応陰性の場合
▶今回のような症状では妊娠の可能性もあるため，今後，このような症状が続く際は，早めに相談するよう伝える。
▶基礎体温測定の重要性を伝える。
▶多くの避妊法は完璧ではなく，性交渉がある限り，妊娠可能性があることを

伝える。
▶性感染症のリスクについても，必ず評価し，指導する。
▶今回の検査については，本人からパートナーにも伝える。必要であれば，パートナーにも医師から説明する（本人同意のもとで）。

◆引用文献
1) デヴィット・L・サイメル，ドルモンド・レニー編（竹本毅訳）：JAMA版論理的診察の技術　エビデンスに基づく診断のノウハウ，日経BP社, p555-564, 2010.
2) Stengel CL, Seaberg DC, Macleod BA: Pregnancy in the emergency department: risk factors and prevalence among all women. Ann Emerg Med, 24(4):697-700, 1994.

30 性感染症

中山 久仁子

- 性感染症は，性器クラミジア感染症，性器ヘルペス感染症，尖圭コンジローマ，梅毒，淋菌感染症，トリコモナス，B型肝炎，アメーバ赤痢，HIV感染症，等がある。
- ほとんどの感染経路は性行為であるため，患者さん本人が疑っていることが多い。逆にパートナーが限定され，かつ無症状の場合では，まったく疑っていないこともある。
- 症状は，性器の痛み，かゆみ。分泌物，帯下の性状の変化，皮疹など，比較的特徴的。しかし，無症状例が多いことを常に念頭に入れておく。
- 性感染症は誰にでも起こりうる。そして，自分が感染していることを知らずに，他人にもうつしてしまうことがある。常に可能性を考慮，疑ったら検査を行う。
- 治療後は次の予防が大切。問診によって感染経路を予測し，同じ経路で感染しないように本人と話をすることが大切。

🔊 患者さん・家族の訴えから

エピソード例

- (男女) 通常診察のなかで「新しい相談をしてもいいですか…」，「話しづらいのですが…」と話しにくそうにする
- (女性) 「おりものが多い，いつもと違う感じ，不快な感じがあります」
- (女性) 「陰部がかゆいんです」
- (女性) 「セックスのとき痛みがあります」
- (男性) 「ペニス先端から膿が出てるんです。おしっこのときに痛い」
- (男性) 「睾丸が腫れているんです」
- (男女) 「下腹部が痛い」，「おしっこのとき痛みがあります」
- (家族) 「最近，下着が汚れていることが多い」
- (家族) 「父は夜遊びが好き。最近，体にへんな皮疹が増えているのでみてほしい」

▶ 性感染症は自覚的な症状の訴えで相談がはじまることが多い。
▶ 性行為で感染するため，本人の性行為履歴の病歴が重要。話しづらい内容も

含まれるので，話しやすい環境を求めることがある。
▶家族が下着の汚れを訴えることがある。

🔊 受付・会計窓口で気づくこと

> エピソード例

▶症状について，自ら進んで話したがらない
▶「診察室の中で話します」と問診への回答が限局的
▶遠方の住所からの受診（来院までに1時間以上かかる遠方からの受診。受診していることや病名を隠したいという心理）
▶同性の医師を指名。通常の担当医が異性である場合，その日だけは同性の医師を指名する
▶いつもは付き添いのある人が一人で来院
▶待合で心配そうに周りを見たり，周囲を気にしたりして落ち着きがない
▶待合での様子が早期発見には重要なことがある。予約や来院時に「どうされましたか？」と質問して，答えるまでに間があるなど，反応が悪い。
▶他人には秘密にしたという希望をもっているため，受付-患者間のコミュニケーションが普段と異なっていると，スタッフが感じることがある。

🔊 問診で気づくこと

> エピソード例

▶月経周期異常，月経痛の増悪などの性感染症以外の原因でも生じる「さしさわりのない症状」から話しはじめる
▶患者さんから「おりものが増えると病気ですか」，「○○（性感染症）はどんな病気ですか」と質問がある。その答えに納得してから「実は…」と切り出してくることがある
▶「医師にしか症状をいいたくない」という場合，問診票や受付・看護師の問診では，本日の来院理由がわからないときがある
▶海外渡航など非日常的な行動がある場合は，不特定な相手との性交渉の可能性を疑う
▶本人が性感染症を疑っていても，はじめからそれをいう人は少ない。
▶患者さんからは，「一般的な話」として，先に逆質問されることもある。
▶本日の「真の受診動機」が不明確なことがある。

▶海外渡航履歴が鍵のことも。

🔊 看護師が気づくこと
> **エピソード例**
> ▶「ここの先生は，性病も相談できますか」と，どこで相談して診察を受けるか探している
> ▶医師が男性の場合，女性患者さんは，まず看護師(女性)に相談する傾向がある
> ▶看護師は，診察前の問診や検査などで患者さんと会話することが多く，話しやすいため，医師に直接いいづらいことを吐露することがある。

🔊 診察所見で気づくこと
> **エピソード例**
> ▶腹部触診の際に，「これ腫れていませんか？」と鼠径部リンパ節を医師に見せる
> ▶通常の診察では陰部の診察はルーチンに行っていないが，疑った場合は恥ずかしがらずにきちんと診察をする。症状がある場合，「恥ずかしいけれど，きちんと診察してほしい」と思っている患者さんは多い
> ▶「女性の看護師さんも検査に一緒に入ってもらえますか」とたずねる。陰部の診察が必要になった場合，同性のスタッフの同伴を求める場合がある
> ▶普段からの，主疾患と関連しない些細なことでも相談できる患者ー医療者関係が重要。
> ▶身体所見をとっている際に，本人が気にしている部分の所見を知りたがる。
> ▶慢性疾患などの通常の診察が終わっても，何かいいたそうにして座っている。
> ▶診断に必要と断ったうえで，過去の性行為履歴，相手の性行為履歴を確認する。その場合，会話の内容が漏れないようにプライバシーに配慮する。

🔊 ドアノブコメントで気づくこと
> **エピソード例**
> ▶(男性)「この間，ソープにいってきたのですけど，大丈夫でしょうか」
> ▶(男性)「海外出張先で受ける接待の件で，相談があります……」
> ▶(女性)「お店のサービスのことで，心配です」
> ▶(女性)「女性経験の多い彼氏なので，性感染症が心配です」
> ▶診察後に立ち上がってからドアを開けるまでに間のある患者さんには「どう

しましたか，何かありますか」と open question で問いかけ，「何でもどうぞ」という雰囲気をつくる。
▶本人から「性感染症かもしれない」との訴えは，過去の性行為に伴う心配があるということ。心配している内容をすべて聞くことが大切。そのうえで，必要に応じて身体所見や検査を行う。

🔊 プライマリ・ケア医として次にすべきこと
●患者さん・家族への説明
▶性感染症を疑ったらきちんと検査を行う。性感染症の診断が確定するまで（検査の結果を待っている間）は，性行為をしないよう説明。
▶診断が確定したら，治癒するまで治療を最後まできちんと行うよう説明し，同意を得て治療を開始する。
▶一つの性感染症に感染している場合は，他の感染症にも同時感染している可能性があるので，HIV を含めたスクリーニング検査の必要性を説明し同意を得て検査を行う。
▶性行為のパートナーがわかる場合は，パートナーも同時に検査治療を行う。パートナーが他院を受診するよりは，当院を受診してもらったほうがコンプライアンスが良いので，「次回一緒に受診してください」といって同席してもらう。

●今後の予防についての説明
▶予防の大切さをしっかり説明する。
▶性行為の相手を限定する。
▶治療後は今後の予防も大切。ピルや避妊リングは性感染症予防にはならないので，必ずコンドームを使用する。
▶海外赴任では，赴任先で性サービスの接待がある場合もある。個人旅行も含めて，不特定な相手との性交渉はしないこと。
▶性産業に従事している人には，行為の内容と，職場での定期検査の内容を確認し，感染予防の情報を伝え，必要な検査を定期的に受ける環境整備をする。
▶性感染症といっても，性行為以外で感染する機会がある。銭湯で床に座って感染，トイレの便座で感染することもある（とくに子どもはそのまま床に座ることが多い）（＝淋菌感染症，トリコモナス）。性行為以外の感染経路も念

頭におく。
▶性産業に従事している人には，コンドーム使用と定期的な検査。

●**継続的な信頼関係とサポート**
▶性感染症に罹患したことを，気に病む人もいる。医療機関はプライバシーを守っていること，きちんと早期に治療すれば合併症が少ないこと，今後の感染予防が重要なこと，以上3点をしっかり伝える。また，本人が再び性感染症を疑った場合に，気軽に相談できる関係をつくっておく。

31 HIV 感染症（AIDS）

遠井　敬大

- HIV感染症は決してまれな感染症ではないと認識することが大切である。
- 特徴的な症状は少ないため，"疑わなければ診断できない"ということを常に意識する。
- 生活歴や旅行歴，性交渉歴などプライベートなことに深く関与する問診が必要となるので，プライバシーには十分注意して接する必要がある。
- 主治医だからこそ聞き出せる患者さんの内なる言葉に耳を傾ける。
- 診断・治療は専門医と連携しながら進めていく。過剰な反応・対応は慎み，正しい知識で接するよう心がける。

患者さん・家族の訴えから

エピソード例

- (本人)「実は最近風俗店にいってから調子が悪いのだけど，HIVに感染していないかが心配ですが，どうしたらいいでしょうか？」
- (本人)「実は以前から同性のパートナーがいますが，HIVに関して友人から話を聞いて自分が感染しているのではないかと心配です」
- (本人)「先日友人との飲み会で知り合った異性と性行為をしたのですが，そのあとから病気が心配で」
- (家族)「パートナーがHIVと診断されて，自分も感染しているか心配」
- 人間関係が構築されてくると，「実は先生……」と性生活の悩みを話されることがときにある。
- 性生活に関与することはプライベートのレベルがかなり高いので，患者さん側はなかなか打ち明けられないことも多い。あまり感情的な対応は患者さん側も構えてしまうので，淡々と必要な事柄を聴取し対応する。
- 急性期の症状は上気道症状など非典型例が多いので，常に疑い鑑別疾患として頭の片隅に入れておくことが大切である[1]（表1）。
- 同性だからこそ話せる内容もある。一方で異性だからこそ話しづらい内容もあることは意識して接する必要がある。

表1. 急性HIV感染症の症状（文献1を改変）

発熱（96%）	リンパ節腫脹（74%）
咽頭炎（70%）	皮疹（70%）
筋肉痛または関節痛（54%）	下痢（32%）
頭痛（32%）	嘔気と嘔吐（27%）
肝脾腫（14%）	体重減少（13%）
鵞口瘡（12%）	神経症状（12%）：髄膜脳炎 or 無菌性髄膜炎，末梢神経障害 or 神経根障害，顔面神経麻痺，Guillain-Barré症候群，上腕神経痛，認知症 or 精神障害

▶ 地域特性（大都市＞地方都市）や，同性間性的接触患者数＞異性間性的接触患者数などの疾患特性を十分理解する[2]。
▶ パートナーがHIVと診断されてその後判明する場合もある。

受付・会計窓口で気づくこと

エピソード例

▶ 同性同士（とくに男性同士）のパートナーで来院し，待合室で目立つほど不自然にくっついて並んで座っており，付き添いというより二人とも不安な表情をしている
▶ 同性間性的接触の割合が高いという報告もあり[3]，実際に同性愛者の患者さんからの相談も多く，また同性同士のパートナーで来院することも多い。
▶ しかし，あまり目立った特徴がないことも多いため，受付で気づくことは限られることが多い。偏見をもたないことも大切。

問診で気づくこと

エピソード例

▶ 原因不明な発熱・リンパ節の腫脹・下痢・頭痛・倦怠感などを訴える（このような場合必ず鑑別にあげる）
▶ HIV罹患率の高い国への頻回な海外渡航歴がある（感染を疑う契機になることもある）
▶ HIV以外の性行為感染症（B型肝炎・梅毒・クラミジア・淋菌・性器ヘルペスなど）の既往歴がある
▶ 性行為のパートナーが同性という

▶性行為のパートナーが複数いるという
▶プライベートな内容が多いため，看護師や受付の問診では特徴的な話が出ないことも多い。
▶一方で既往歴や海外渡航歴など具体的に疾患を想定したうえで問診を行うと特徴的な内容を聞き出すことができることもある。
▶性行為のパートナーなどは具体的に聞き出すことも大切なことだが，個人情報や個人の尊厳に十分注意する必要がある。

診察所見で気づくこと

エピソード例

▶原因不明の継続する発熱
▶咽頭所見で口腔カンジダが認められる
▶呼吸苦・SpO_2 の低下からX線撮影を行って淡いスリガラス陰影がみえる
　→カリニ肺炎を疑い，基礎疾患にあるHIV感染が診断される

▶フォーカス不明の発熱患者さんの場合，鑑別には必ず考える。想起していない場合は絶対に診断できないことを心得る。
▶特徴的な所見がないのがHIVの特徴。一般的なウイルス感染（発熱・頭痛・倦怠感など）症状を呈することが多い。
▶一方で免疫不全状況による各種疾患の発症によって気がつく場合もある。

ドアノブコメントで気づくこと

▶患者さん本人から「実はHIVが気になっているので調べてほしい」といわれることはときどき経験する。
▶患者さん本人は心配しているが，なかなか話し出せないという性的な内容ならではの悩みもある。
▶未成年など両親が同伴している場合は診察時に心配でも発言できないことも多い。また，未熟なため知識に乏しいことも多いため，それぞれ両親・本人別々の時間を設けて具体的な例示を交えながら話をすると聞き出せることもある。
▶多くは「まさかに自分に限って感染するなんてありえない」と考えている。具体的なリスクやHIVに関する知識を提供することも大切。
▶「何か心配なことはないですか？」とか「ほかに何かお困りのことはないで

すか？」などと具体的に話しやすい環境を整えてあげることは大切。

🔊 プライマリ・ケア医として次にすべきこと
●患者さん・家族への説明
▶ HIV 感染症を本人が疑っている場合，どこに相談してよいのかわからず悩んでいる場合も多い。
▶ 気軽に相談できるプライマリ・ケア医の存在は大きい。
▶「自分が感染することはありえない」，「HIV 感染はテレビの向こうの違う国の問題。日本ではありえない」などという考えは依然として存在している。
▶ 身近にありうる感染症だということを改めて情報提供することも大切。
▶ HIV 感染は決して特別な感染症ではなく，"普通"の人々「あらゆる年齢・あらゆる職業（会社員・教員・主婦なども）」が感染する可能性があるという正しい知識を伝える。
▶ HIV は血液・精液・腟分泌液などに主に含まれ，無防備な性行為で感染する。コンドームは避妊具としてだけでなくそれらを防ぐという意味でも有用だということを伝える。
▶ HIV 感染は若い人や特殊な職業の人の間だけで感染すると思われがちだが，現在中高年で閉経後に避妊の必要がなくなってコンドームを使わなかったためにパートナーから HIV に感染してしまうというケースも報告されている。正しい知識を共有するのは普段身近にいるプライマリ・ケア医の役割でもある。

●診断・治療
▶ HIV 感染症はいまだに不治の病や死を連想させるイメージも根強く存在するため，診断を伝えるときは bad news telling となることを十分理解し配慮する必要がある。
▶ 一方，HIV 感染症の治療は現在劇的に改善しており，死亡率も改善してきている。正しい知識と内服の継続により，高い QOL を保ちながら日常生活をかわりなく過ごすこともできることを伝える。

●継続的なかかわりでサポート
▶ HIV 感染症に関してはまだまだ正しい認識が医療者の間でも共有されてお

らず，一度感染が発覚すると医療施設でも差別的な扱いをされる例がいまだに存在する。
▶本人の生活背景・社会背景を知っているプライマリ・ケア医だからこそ正しい知識のもと継続したかかわりをもちつづけることが大切である。

◆引用文献
1) Mylonakis E, Paliou M, Rich J: Plasma viral load testing in the management of HIV infection, Am Fam Physician, 63(3):488, 2001.
2) 国立感染症研究所　HP: 日本のHIV感染者・AIDS患者の状況（2013年9月30日〜12月29日）
（http://www.nih.go.jp/niid/images/iasr/35/409/graph/kt40923.gif）
3) エイズ動向委員会: 感染症法に基づくHIV感染者・エイズ患者情報 平成26年12月28日現在のHIV感染者及びエイズ患者の国籍別, 性別, 感染経路別報告数の累計, エイズ予防情報ネット, エイズ予防財団
（http://api-net.jfap.or.jp/status/index.html）
（http://api-net.jfap.or.jp/status/2015/1502/20150224_hyo_02.pdf）

32 更年期障害

齋木　啓子

- 更年期障害といえば，ホットフラッシュに代表される卵巣機能低下に伴うエストロゲン欠乏症状（狭義）をイメージするが，そのほかにも実にさまざまな身体・精神症状（広義）がみられる。
- その背景として，更年期にあたる閉経を挟んだ前後5年間に，多くの女性がライフサイクル上の大きな変化を経験することがあげられる。
- 日本人は，欧米人と違い，更年期障害を「誰しもが迎える体の変化」，「病気ではなく自然なもの」として捉える傾向が強く，それだけを主訴として受診することはまれである。
- 健康診断や他の理由での受診の際に，更年期障害に関してついでに相談されることが多い。
- 40〜50歳代という年齢や両側卵巣摘出の既往に該当する患者さんに出会ったら，症状のいかんによらず，更年期障害を念頭において医療者側から話を引き出すことも必要である。

🔊 患者さん・家族の訴えから

エピソード例

▶（本人）「何だか疲れやすくて……，肩がこって，ひどいと頭痛もします。生理はきているのですが，これって更年期なのでしょうか？」

▶（家族）「最近，イライラしていることが多くて，ちょっとヒステリックだよね。これって更年期なんじゃないの」

▶一般女性は，40〜50歳代に生じる身体・精神症状全般を更年期障害（広義）と捉える傾向にあり，なかでも肩こり，頭痛，倦怠感の訴えが多く聞かれる。

▶更年期や更年期障害に対してネガティブなイメージを持つ人が少なからずおり，なかには，精神症状の一片を捉えて「ヒステリック」と揶揄する人もいる。

🔊 受付・会計窓口で気づくこと

エピソード例

▶季節を問わず発汗している様子がみられる

- いつもハンカチを手にしている
- 待合室の温度調節を頼んでくる
- 待ち時間に苛立ちやすい。「あと，どのくらい待つのですか？」
- ホットフラッシュや発汗などに代表される血管運動神経症状は，子宮出血パターンの変化に続いて最初に現れる症状であり，出現頻度も高い。
- 多種多様な症状のなかで，唯一外から見てとれるという点でも血管運動神経症状は重要である。
- ライフサイクル上の大きな変化を経験しているか否かに因るところもあるが，気分の変調による症状が起こりやすい。

問診で気づくこと

エピソード例

- 「両側の卵巣を摘出しました」
- 「いつも市販の痛み止めを飲んでます」
- 月経歴で頻発月経，機能性出血などの月経異常がみられる
- 40〜50歳代という年齢や両側卵巣摘出の既往があり，表1のような不定愁訴がある場合は，更年期障害を念頭におくことも必要である。

> **NOTE**
> *40〜50歳代という年齢，両側卵巣摘出の既往はエストロゲン欠乏の危険因子であり，それらに該当する患者さんの不定愁訴では，医療者側から話を引き出すことも必要である。

- 既往歴に特記すべき事項がなくとも服薬歴を聴取すると鎮痛薬を服用していることから，頭痛，肩こり・腰痛などといった精神神経症状，運動器官系症

表1. 不定愁訴のなかで高頻度に認められるもの

・疲労感
・頭痛・頭重感・めまい
・肩こり・腰痛
・心悸亢進
・不眠
・冷え性
・熱感・のぼせ
・発汗亢進

表2. 聴いておくとよい月経歴

(必須項目)
初経年齢，閉経年齢，最終月経，月経周期，持続期間，経血量（凝血塊の有無）
(注意事項)
最低でも過去2ヵ月前までさかのぼって確認する。
平常の月経と比較して，持続期間，量（凝血塊の有無を含む），色，月経痛の性状に変化がないかどうか確認する。

状が認められたら更年期障害を疑うことができる。
▶普段から月経歴を聴取するようにしていると（表2），子宮出血パターンの変化から更年期障害を疑うことができる。

🔊 看護師が気づくこと

エピソード例

▶暑そうにしていたり，汗を拭いていたりする患者さんに，看護師が「暑いですか？」と問いかけると，「家族が寒がって布団にくるまっているときでも，私一人だけ寝汗がひどくて……。こういうのも更年期なのかしら？ 先生に相談したほうがよいのかしら？」
▶「汗がひどくてハンカチが手放せないから，恥ずかしくて外出もなかなかできないのよ。看護師さんの更年期のときも，こんな感じでした？」
▶看護師は患者さんとコミュニケーションを図ることを目的として世間話をすることも多いため，その会話のなかで更年期障害に気づくことがある。
▶健康診断などで実施した尿定性検査において，泌尿・生殖器の萎縮症状としての潜血に気づくことがある。

🔊 診察所見で気づくこと

エピソード例

▶季節に合わない薄着をしている
▶衣服が汗で湿っている
▶発汗のためハンカチが手放せない
▶頻尿・排尿時痛といった膀胱炎類似症状を繰り返し訴えるが，尿検査では細菌陰性であり，抗生剤も無効
▶身体測定を行うと，「若いころより身長が縮んでいるからおかしい」と再測定を

要求される
▶生来健康であった人が健康診断異常で受診し，結果を確認すると血清脂質上昇のみ

▶身だしなみから更年期障害を疑うこともある（[エピソード例] 参照）。
▶膀胱炎類似症状を訴える（泌尿・生殖器の萎縮により）ことも。
▶身長が短縮していることから気づくことがある。
▶血清脂質上昇があれば，更年期障害を考慮することもある。

🔊 ドアノブコメントで気づくこと
▶日本人女性は，更年期障害を「誰しもが迎える体の変化」，「病気ではなく自然なもの」として捉える傾向があり，それだけを主訴として受診するより，健康診断や他の理由での受診の際についでに相談されることが多い。
▶メディアの影響などで更年期障害の認知度が向上した結果として，身体・精神症状全般を捉えて「更年期なのでしょうか？」と自ら診断をつけてくる人が増えている。

🔊 プライマリ・ケア医として次にすべきこと
● minimum requirement
▶閉経前後の人が不定愁訴をもって受診した場合，まずは多種多様な症状群のなかで，どのカテゴリーの症状がどの程度あるのかを把握するべく問診を行う。
▶次に，身体疾患・精神疾患との鑑別に必要な診察・検査を行う。
▶そのうえで，更年期障害の可能性が高いとなれば，症状・程度に応じた治療方針を選択する。

● プライマリ・ケア医としてもう一歩踏み込んで
▶更年期にはライフサイクル上の大きな変化を経験し，適応上の課題を抱えることが多く，それも症状の多様性の一因となっている。故に，症状に対して生物学的側面からのみならず，心理社会的側面からもアプローチをして，患者さんの背景の把握に努めることが重要である。
▶「更年期なのでしょうか？」という質問も，それを投げかける人の背景によって意味合いが異なるため，同様に背景の把握に努め，それをふまえたうえで

説明を行う必要がある。
- 不調への excuse がほしい
- 更年期という labeling を受けることにより，不調を一時的な自然現象と認識し，安心を得たい
- 否定してもらうことにより，(negative なイメージの) 更年期になってしまったのではという不安・ショックを払拭したい

▶はじめて健康に不安を感じると同時に，健康増進への関心が高まる時期でもあるので，健診・がん検診・生活習慣改善などを勧めるといった，ライフサイクルをふまえた適切な予防医学的サポートが重要である。

▶なかには，20〜30歳代の若年女性にも「更年期では？」という不安の訴えがときどき見受けられるが，当然ながら卵巣機能不全＝更年期障害ではないので，彼女たちの加齢への不安・恐れに配慮して，ストレスや生活習慣の問題によるホルモン分泌異常によるところが大きいことを説明する。

33 卵巣腫瘍

大野　毎子

- 患者さんが積極的に主訴として訴えないのが卵巣腫瘍の特徴で，発見が遅れやすい。
- 日頃から月経や子宮がん検診などについて話題にし，積極的に聞き，患者さんに婦人科系の自覚症状の有無について探ることが大切である。そうでないと軽微な症状を自覚していても患者さんの訴えが遅くなる可能性がある。
- 自治体が行う子宮がん検診は，内診や経腟超音波検査を行わないので，卵巣腫瘍の発見には不十分である点に留意する。
- 腹部の診察や腹部超音波検査で偶然みつかることもある。

患者さん・家族の訴えから

エピソード例

- (本人)「尿が近くなりました」
- (本人)「最近，お腹がすこし出てきたなと思って，触るとここに何かが触れるのです。だんだん大きくなるのです」と，腫瘤を自ら触知し訴える
- 腫瘍が膀胱や直腸などの骨盤内臓器を圧迫し症状として訴える。
- 卵巣腫瘍の特徴は自覚症状が乏しいことである。症状が出るころには腫瘤が巨大になっている場合や進行している場合が多い。腰痛や下腹部，骨盤内のいかなる症状も主訴になる可能性があり，非特異的である。

受付・会計窓口で気づくこと

- 自覚症状はほとんどなく，衣服の上からの観察ではわかりづらい腫瘍なので，よほど進行がんなどで衰弱するような状態でないと外見からはわからず，受付・会計では気づかれることはないと思われる。

問診で気づくこと

エピソード例

- (事例) 急性上気道炎で受診の際，月経について確認したところ「生理が不順になっ

てきました。これまできっちり定期的にきていたのですが，今回 2 ヵ月間があきました」との返事であった。50 代の月経不順を更年期による生理的なものと限定せず，病的なものもありうると心し，経過をみることになった
▶「このごろ，急にお腹が張ってきました。子宮がん検診は毎年いっています」
（→この場合は子宮頸がん検診しか受けていない可能性があるので産婦人科的診察は不十分であると認識する必要がある。子宮がん検診では，内診や超音波検査がないため，卵巣腫瘍はまったくカバーされないので注意しなければならない。下腹部の症状がある患者さんには子宮がん検診を受けていても婦人科受診を勧めたほうがよい）
▶（事例）「2 年前に子宮筋腫といわれ，小さいから放置可能といわれました。その後婦人科にいってません」
（→ 2 年の時間があると，卵巣腫瘍は巨大になることがある）
▶急性腹症や月経異常などのような主訴でない場合は，慢性疾患等で通院している患者さんに月経についての質問することはあまりない。
▶逆にその傾向を意識した問診で，婦人科疾患のスクリーニングを行うつもりで，月経周期や子宮がん検診受診の有無について話題にすると問診時に婦人科疾患に気づくことにつながる。たとえば，女性患者さんに急性上気道炎などの急性疾患が発生した際，処方薬の副作用の関係で，最終月経や月経周期について確認すると，月経の異常や普段気になっている婦人科領域の主訴が出てくることがある。
▶しかし，患者さんから情報が出てきても，正しく評価することが大切である。患者さんが「更年期になりました」などといっても鵜呑みにせず月経周期や不正出血などについて確認する必要がある。
▶また，患者さんが「婦人科にみてもらっています」といっても，よく聞くと 2 年前が最終受診で，その後子宮がん検診も受けていないということがある。受診歴についてはきっちり確認する必要がある。
▶各種がん検診を受けているかどうか確認する際，子宮がん検診についても毎年受けているかどうか確認するようにすると婦人科疾患の主訴が出てくることがある。

🔊 **看護師が気づくこと**
エピソード例

- (事例) 定期的な体重測定を看護師がしていた際，本人から「体重は変わらないのにお腹だけ出てきた。太ったのかしら」と軽くいわれた
- (事例)「このごろ，手足は細いのにお腹だけが太ってきました」と家族から看護師に報告があった
- 体形の変化，美容的な視点で，家族や本人が何気なく話していることで，腹囲の増加，月経不順について患者さんが話題にした場合は医師に伝えてもらう。

🔊 診察所見で気づくこと
エピソード例
- 便秘が主訴で受診の際に腹部触診をして，下腹部の腫瘤に気づくことがある
- 頻尿の訴えで腹部触診をして，下腹部の腫瘤に気づくことがある
- 健診時の腹部診察で偶然みつかる場合もある
- 頻尿，便秘などのありふれた主訴で来院し，腹部の触診の際，腫瘤や腹水に気づくことがある。
- 慢性肝炎など定期的な腹部超音波検査の際，偶然に卵巣腫瘍に気づくこともある。

🔊 ドアノブコメントで気づくこと
エピソード例
- (事例)「そういえば，このごろ生理が不順になりました。更年期ですよね」とドアノブコメントで同意を求められた。診察室の椅子に再度座ってもらい改めて話を聴いたところ，婦人科受診や検診を受けていないことがわかり，受診を勧めた
- 「気にはなっているけど年のせいかもしれない」と考えられていることは，主訴としてではなく，ドアノブコメントでついでに聞く傾向がある。患者さんの何気ないそぶりで安易に考えず，話をよく聴くことが大切である。

🔊 プライマリ・ケア医として次にすべきこと
- 卵巣腫瘍を疑う所見やそこまで至らずとも月経異常や下腹部痛がある場合は一度は産婦人科を受診するよう勧め，紹介する。
- 卵巣腫瘍治療後も，慢性疾患の管理で婦人科と併診になることがある。診察の折に触れ，術後の経過について話を聴くと堰を切ったように話をされるこ

とが多い．抗がん薬の副作用の脱毛などの相談や再発に対する不安を訴えられることもある．これらを支持的に傾聴し，プライマリ・ケア医の立場で，患者さんが婦人科の治療を中断したり，抑うつが悪化しないように対処する．

▶また，産婦人科で手術を勧められたが，別のところで診察や手術を受けたいと，産婦人科医にはいわず，プライマリ・ケア医にいうことがある．他院でもセカンドオピニオンとして診察を受けられることを伝え，先に診察を受けた婦人科から紹介してもらうよう勧めたりする．

◆参考サイト
日本婦人科腫瘍学会ホームページ
http://jsgo.or.jp/

34 緑内障

鈴木　富雄

- 緑内障は，プライマリ・ケア領域では，緊急性のある頭痛の鑑別診断にあげられるなど，救急の場面での適切な対応の必要性が強調されているが，このように緊急性が高いのは原発性閉塞隅角緑内障の急性発作の場合であり，原発性閉塞隅角緑内障の割合は緑内障全体の1割弱にすぎない。
- 日本での緑内障で最も多いのは原発性開放隅角緑内障で，全体の約8割を占め[1]，緊急性は高くないものの，非常に緩徐に視野障害が進行することに加え，片眼の障害ではかなり進行するまで自覚症状に乏しく，早期の発見がむずかしい(図1)。
- また，前述の原発性閉塞隅角緑内障のなかでも，慢性に進行してくる場合もあり，そのときは原発性開放隅角緑内障と同様，ある程度進行するまでは自覚症状がほとんどないので，注意が必要である。
- 以上のように，緑内障を早期に発見することは，日常生活のなかでは至難の業であるが，40歳以上の20人に1人は緑内障という頻度の高い疾患であり[1]，不可逆性の視野障害をもたらす可能性があるため，中年以降の患者さんで眼に関する何らかの症状がある場合には，片目ずつの視野検査や直像検眼鏡による観察などを行い，早めに眼科での専門的診察を受けることが大切となる。

患者さん・家族の訴えから

エピソード例

- (本人) なんとなく周りが暗く感じて夜歩きにくい
- (本人) 夜道の街灯がにじんでまぶしかったり，二重に見える
- (本人) 眼が以前よりも疲れやすい
- (本人) 肩が以前よりもこる
- (本人) 他に原因もないのに頭が痛い
- (本人) 階段でつまずくことが多くなった
- (家族) 眼薬をよくさしている，眼をこすっていることが多くなった
- (家族) 電灯を見上げるときに眼を細めたり，眼をこすったりしていることがあ

- る
- ▶（家族）自動車の運転中に，車線変更や左折，右折などのときに，信号や他の車や人が見えていないのか，と思うくらい危ない運転をすることがある
- ▶（家族）自動車事故を起こした
- ▶（家族）車庫入れや駐車場に車を停めるときに以前よりもかなり手間がかかる
- ▶（家族）新聞や本を読みにくそうにしている
- ▶（家族）老眼鏡が合わないといったり，何種類も変えたりしている
- ▶はじめは視野異常ではなく，眼が疲れるとか，頭が痛くなる，肩がこるなど，視野障害以外の何らかの身体症状が手がかりとなることがある。

> **NOTE**
> 緑内障は病状が一般的に非常に緩徐に進行することに加え，片眼の障害がかなり進行したのちでも通常はよく見える側の眼で視野全体を見ているので，本人が明らかな視野異常を自覚するのは，両眼の障害がかなり進行してしまってからのことが多い。

- ▶周りの者が早期から気づくことはむずかしいが，テレビや新聞などを見るという毎日繰り返している行為のなかで，本人の仕草や姿勢が今までとは違うのを見て，家族が何か異常があるのではと気づくことがある。
- ▶具体的な視野障害としては，片眼で見ると視界の周りがなんとなく暗く見える場合と，視界の中のある一点が暗くなってそこの像が抜け落ちて見えていない場合とがあるが，本人は両眼で見ているのでかなり進行するまで気づいていないことが多い。

🔊 受付・会計窓口で気づくこと

エピソード例
- ▶文書を読むときに読みにくそうにしていたり，以前より時間がかかる
- ▶以前は間違えなかった会計の金額を間違えたりする
- ▶メガネをかけたり外したりしている
- ▶電光掲示板で番号を知らせているのに，なかなか気づかない
- ▶文書を読んだりするときの表情や顔の向きなど，今までと様子が違うことに気づく場合がある。
- ▶待合室などにある掲示物に対して反応が鈍かったり，無関心だったりする。

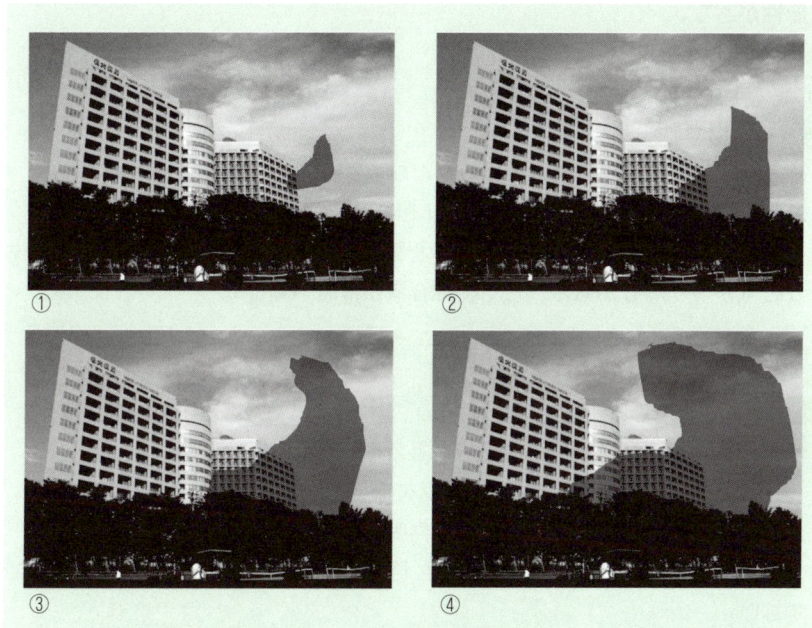

図1. 緑内障の進行程度と見え方の一例（右眼の見え方）①→②→③→④
中心視野は保たれることが多く，見えない部分も両眼で見ているため，視野障害がかなり進行するまで本人は自覚症状に乏しく，気づかないことが多い。

🔊 問診で気づくこと

エピソード例

▶頭痛の訴えがある
▶かすみ目の訴えがある
▶肩こりを強く訴える
▶疲れやすいとの訴えがある
▶家族に緑内障の既往がある

▶緑内障の初期はほとんど自覚症状を感じない。眼の症状があっても患者さんも自分では年のせいとか，眼が疲れているのかもしれない，と考えて，内科疾患でかかっているかかりつけ医には訴えない可能性がある。

▶眼の訴えはなくとも，頭痛がひどいとか，肩こりがつらい，あるいは疲れやすいなどの日常的な非特異的な訴えの原因として，緑内障が関与している可

能性がある。

🔊 看護師が気づくこと

> **エピソード例**
> ▶待合室の柱に体がぶつかったり，なんとなく動き方がおかしい
> ▶待合室の中をゆっくりと確かめるように歩く

▶待合室で待っている患者さんの様子を見て，歩き方や姿勢など，今までと違うと気がつく場合がある（とくに待合室が薄暗い場合）。

🔊 診察所見で気づくこと

> **エピソード例**
> ▶他に原因がない頭痛や肩こりや疲れを訴える
> ▶「目が疲れたので」と目薬の処方を希望する
> ▶顔の表情が今一つさえず，まばたきを何度もしている
> ▶女性の化粧が（とくにアイラインなど片目をつぶって行う部位で）うまくできていない

▶定期受診のときは，患者さんは毎回同じように同じ椅子に座り，主体的に何か変わった動作を起こすわけではないので，自覚症状に乏しい視野障害である緑内障の徴候を，早期に診察室内でみつけるのはむずかしい。

▶眼に関する訴えが何かあれば，それに関しての診察を詳細に行うべきであるが，頭痛や肩こりや疲労感など日常生活のなかでの非特異的症状が，ヒントになる場合もある。

🔊 ドアノブコメントで気づくこと

▶他の病気で通院している患者さんは，たとえ眼の多少の見えにくさを感じていても，年齢のせい，あるいは疲れからくるものなどと考え，眼に関しては訴えないことも多い。

▶診察室ではいつものやりとりに終始して，眼の症状を訴えるのを忘れてしまっている場合もある。診察の最後に，「ほかに何か気になる点や相談したかったことはありますか？」とたずねると，「そういえば……」，という形で目に関する訴えが表出されることがある。

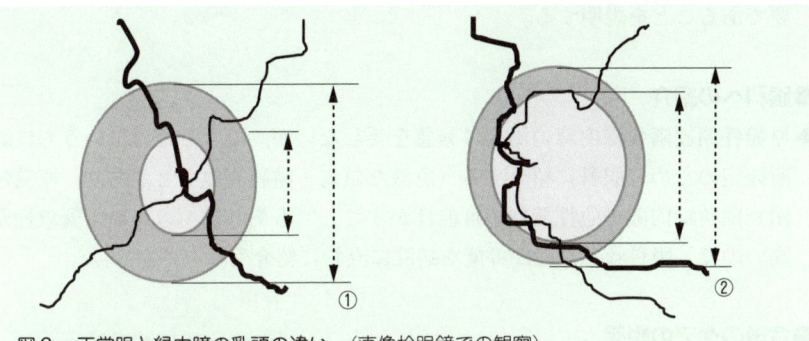

図2. 正常眼と緑内障の乳頭の違い（直像検眼鏡での観察）
①正常眼：乳頭陥凹径／乳頭径（垂直 C/D 比）＝0.4 以下
②緑内障眼：乳頭陥凹径／乳頭径（垂直 C/D 比）＝0.7 以上

プライマリ・ケア医として次にすべきこと
●詳細な診察
▶眼科受診歴と緑内障の家族歴は必ず聴取する。
▶視野狭窄の有無を対座法で確認する。
▶視野の範囲内でどこかに見えにくい部位（暗点領域）がないかどうか，片目ずつ調べる（プライマリ・ケアの診療範囲内では正確にはむずかしい）。
▶原発性閉塞隅角緑内障の急性発作では，眼球結膜の充血や瞳孔径の拡大など通常の視診で所見が明らかな場合が多いが，原発性開放隅角緑内障では，通常の視診では所見は確認できないので，直像検眼鏡を使用して乳頭の観察をする。乳頭陥凹と乳頭の径の比（垂直 C/D 比）が 0.7 以上であれば有意に乳頭陥凹拡大があると判断をして，緑内障の可能性ありと考える（図2）。

●本人・家族への説明
▶緑内障という病気の説明とその可能性があることについて話をする。白内障に関しては多くの人がよく知っているが，緑内障に関しては知識がまったくなかったり，突然失明してしまう恐ろしい病気だと誤解している人も多い。
▶まずは，緑内障という病気の説明をするとともに，緑内障の大多数を占める原発性開放隅角緑内障の場合には，対応をきちんとすれば，すぐに失明するような病気ではないことを話して，余計な不安を与えないように配慮する。
▶次に，現段階ではまだ疑いにすぎないので，診断確定のために眼科受診が必

要であることを説明する。

●眼科への紹介
▶原発性開放隅角緑内障の場合は緊急を要しないが，できるだけ早いうちに診断確定のために眼科に紹介する（急激な頭痛＋結膜充血などがあり，原発性閉塞隅角緑内障の急性発作の可能性がすこしでもあれば，きわめて緊急性が高いので，眼科救急対応が可能な病院に直ちに紹介受診をさせる）。

●今後のケアの説明
▶緑内障の診断がついたあとは，眼科医の指示に基づき，点眼など継続的な薬物介入が必要となるであろうということを説明。詳細な事項に関しては眼科医から説明を受けるように話をするが，自分もかかりつけの家庭医として，できる対応を一緒にしていくことを説明する。

◆引用文献
1) The Prevalence of Primary Open-Angle Glaucoma in Japanese: the Tajimi Study. Ophthalmology, 111(9): 1641-1648, 2004.

35 副鼻腔炎

齊藤　裕之　中嶋　裕

- 典型的な症状経過にもかかわらず，副鼻腔炎の存在に患者さんまた医療者が気づいていないことがある．
- 副鼻腔炎の診断は"風邪がどうも抜けなくて，さらに悪くなった"といった臨床経過や膿性鼻汁，後鼻漏，頬部の痛みといった副鼻腔症状の存在が重要である．
- 副鼻腔炎は7～10日で自然治癒する疾患であり，多くは抗菌薬が不要なことが多い．
- 抗菌薬を必要とする副鼻腔炎の診断は，採血や画像検査を頼らず判断できることが多い．

患者さん・家族の訴えから

エピソード例

- ▶（本人）「風邪がなかなか抜けなくて，ぶり返しました」（double sickening）
- ▶（本人）「1週間経っても風邪がよくならずに，鼻づまりがひどくって」
- ▶（家族）「普段の風邪に比べてなかなか治らなくて．頭痛や鼻水がひどそうなので連れてきました」
- ▶副鼻腔炎はいわゆる風邪症状（くしゃみ，鼻汁，鼻閉）がなかなか治らないという訴えから疑いはじめる．
- ▶副鼻腔炎の診断は風邪がいったんよくなって，7～10日後に悪化してきたという症状が診断のポイントになる（double sickening）．
- ▶患者さんの症状として，膿性鼻汁，後鼻漏，頬部の痛みといった副鼻腔に関連した症状が前面に出てくることが多い．

受付・会計窓口で気づくこと

エピソード例

- ▶1週間以上経っても風邪が治らないという訴えで受診している
- ▶患者さんが鼻声でつらそうに話している

- ▶待合室で頻回に鼻をすすってつらそうに待っている
- ▶問診票を書く際，下を向くとつらそうにしている
- ▶前回，風邪で受診していれば7～10日以上の風邪が続いていることから副鼻腔炎を疑うことができる（10days rule）。
- ▶熱や倦怠感などの重症感に，普段よりも鼻声，鼻汁が多くてつらそうといった副鼻腔に関連した症状から副鼻腔炎を疑うことができる。
- ▶受付で問診票を記載してもらう際，下を向くと頭痛が強くなるといった症状から副鼻腔炎を疑うこことができる。

問診で気づくこと
エピソード例
- ▶1週間経っても風邪が治らないという問診
- ▶鼻関連症状の存在（黄色い鼻水，黄色い鼻水が喉の後ろに流れ込む，鼻づまり，顔面が重だるい，匂いの感覚が普段と違う，上の歯の周りが痛い，耳が痛い）
- ▶7～10日以上風邪が治らないという臨床経過は副鼻腔炎の可能性を考える。
- ▶喉の痛み，咳，痰などの咽頭・気管症状よりも膿性鼻汁，鼻づまり，顔面が重だるいなど鼻に関連した症状がメインの場合は副鼻腔炎を考える。

看護師が気づくこと
エピソード例
- ▶1週間経っても風邪が治らないと，つらそうに診察を待っている
- ▶普段の声よりも鼻声になっている
- ▶待合室で黄色い鼻水を頻回にかみ，つらそうにしている
- ▶看護師は風邪が治らないという患者さんの訴えやクレームを聞くことが多いため，副鼻腔炎に気づくチャンスが多い。
- ▶普通の風邪（ウイルス性上気道炎）よりもすこしつらそうで，鼻汁，鼻づまりなどの鼻関連症状が強いことに気づくことができる。

診察所見で気づくこと
エピソード例
- ▶鼻腔所見で粘膜が赤くむくんでいる
- ▶鼻腔所見で黄色-黄緑色の鼻水が多い

- ▶咽頭所見で咽頭後壁に鼻水(後鼻漏)がみえる
- ▶患者さんに頭を上下に振ってもらうと，顔面や頬の重だるさが増強する
- ▶副鼻腔炎の診断精度を上げるために，鼻鏡を使用して鼻腔を必ず確認する。
- ▶鼻腔粘膜の発赤，腫脹，膿の貯留は副鼻腔炎の可能性を上げる。
- ▶頭を上下に振ってもらい，頭痛や頬部の痛みや違和感が増強すれば副鼻腔炎の可能性を上げる。

🔊 ドアノブコメントで気づくこと

- ▶一連の医療面接が終わったあと，「検査や治療に関して何かご希望はありますか？」，「今回，一番つらい症状は何ですか？」と患者さんの期待を引き出す質問をするとよい。
- ▶たとえば，患者さんから「前の病院で抗菌薬を処方してくれなかったから，風邪が長引いたのではないですか？」など患者さんの考えを聞くことができる。

> 📝NOTE
> * 軽症の副鼻腔炎の9割の患者さんが抗菌薬の投与なしでも自然軽快するが，抗菌薬は必要ないという医学的判断と，患者さんが医師に期待すること（たとえば抗菌薬を出してほしいという期待）は別問題である。
> * 副鼻腔炎は患者さんにとってもつらい症状であることが多いため，鼻汁ドレナージや抗菌薬などの根本治療のほかにも，患者さんの症状を緩和する治療にも配慮するべきである。

🔊 プライマリ・ケア医として次にすべきこと

●患者さん・家族への説明

- ▶風邪を引いてすぐに受診した場合，二峰性の経過（ぶり返し）は副鼻腔炎の疑いがあることを事前に説明し，再診のタイミングを指導する。
- ▶軽症の副鼻腔炎は，5日間程度で自然治癒する病気であることを説明する。
- ▶副作用も考慮して，抗菌薬の見極めが大切であることを説明する。
  → 第一選択はアモキシシリン。抗菌薬の投与5日目で治療効果を判定する。

●検査，診断

- ▶X線やCTなどの画像検査よりも，風邪症状の期間（7〜10日続く）や鼻関連の症状のほうが診断に結びつきやすい。

●今後のケアについての話し合い
▶抗菌薬の投与の有無にかかわらず，鼻をしっかりかむ（鼻汁ドレナージ）が大切であることを説明する。

◆参考文献
Richard M, et al: Clinical practice guideline, Adult sinusitis. Otolaryngol Head-Neck Surg, 137: S1-31, 2007.
Williams JW Jr, Simel DL: Does this patient have sinusitis ? Diagnosing acute sinusitis by history and physical examination. JAMA, 270(10): 1242-1246, 1993.
Ah-See KW, Evans AS: Sinusitis and its management. BMJ, 334(7589): 358-362, 2007.

36 薬物（麻薬・覚せい剤・その他）中毒

星野　啓一

- もしかしたら薬物依存（物質使用障害）が問題に隠れているかもしれないとの気づき。とくにプライマリ・ケアでは，薬物依存が生み出すさまざまな問題（図1）のどの段階からでも「かかわりはじめ」になることがある。
- 違法薬物の使用を自らいいだすことはほとんどない。またプライマリ・ケアの現場では違法薬物の利用そのことを問題にすることは少ない。むしろ感冒など機会受診の際に，「診断の助け」という形で使用についてたずねるべき。
- 薬物中毒患者と判断できた場合，家族の関係性を十分に聞き取る（とくに養育の必要な子どもの有無）。
- 依存症患者を抱える家族からの悩みを「聞き出す」こともプライマリ・ケア医の役目。
- 医療者に必要な態度は「依存症治療」であり，「通報」ではない。ただし，自傷他害など保護が必要な場合を除く。

近年，"薬物中毒（依存症）" を含めて，"物質使用障害" と表記されていますが，本書では，一般的になじまれている "薬物中毒"，"薬物依存" と表記しています。

🔊 患者さん・家族の訴えから

エピソード例

▶ （家族）「大学に入っていろいろと交友関係が増えたようですが，最近，ふさぎ込んだり，妙に興奮していたり，家で見ていても変化が激しいんです。何かの病気なんじゃないでしょうか？」
▶ （家族）「ベランダでタバコを吸っていたんですが，いつのまにか自分の部屋で吸うようになっています。以前はよくリビングにもきていましたが，今は一度部屋に入ると，しばらくは出てきません」
▶ 生活環境が変わり，今まで見ていた姿と明らかに違う感情起伏を見せるようになった。

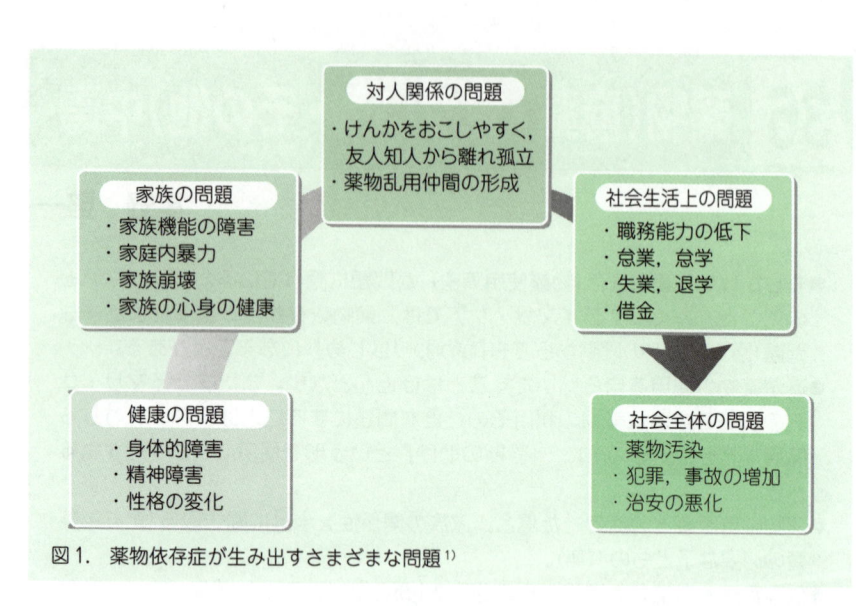

```
          対人関係の問題
          ・けんかをおこしやすく,
           友人知人から離れ孤立
          ・薬物乱用仲間の形成

  家族の問題                    社会生活上の問題
  ・家族機能の障害               ・職務能力の低下
  ・家庭内暴力                   ・怠業, 怠学
  ・家族崩壊                     ・失業, 退学
  ・家族の心身の健康              ・借金

  健康の問題                    社会全体の問題
  ・身体的障害                   ・薬物汚染
  ・精神障害                     ・犯罪, 事故の増加
  ・性格の変化                   ・治安の悪化
```

図1. 薬物依存症が生み出すさまざまな問題[1]

▶家族同居の大学生：もともとの喫煙習慣が変化している。もしくは, 喫煙後, 家族と顔を合わせなくなった

など。

🔊 受付・会計窓口で気づくこと

エピソード例

▶(受付)「先生, 初診の方なんですが, ちょっと挙動不審というか, 落ち着かない人なんでお伝えしておきます。ええ, 保険証は持っています」
▶(本人) 初診受付時それほど重症感のない感冒症状で「今は保険証とお金がないけど, あとで母親が必ず払うから, とりあえず診てもらえない？」
▶体調の悪さを「我慢して待つ」というより, 不安表情, もしくは, そわそわと落ち着かないことがある。
▶スタッフは「(保険情報など) 何か隠している」印象をもつことがある。
▶あとから母親が金を払うなど, 誰か「尻拭い」をする家族がいる。

🔊 問診で気づくこと

エピソード例

▶(事例) 独居男性・生活保護。「認知症」として往診開始, 人格は保たれ会話も可

能であるが，夜間などに幻覚が見える様子がある。身体所見では刺青は見られず。アルツハイマー型認知症での幻覚は比較的まれなため，生活史を聞き取ると，若いころ組組織に所属し，覚せい剤の使用経験もあるとのことであった
- （本人・家族とも）不眠を主訴に受診することが多い。
- 問診票記載がなく，「診察室で直接いう」と窓口でいうことも。
- 暴力団など反社会的集団に属していることがわかっている場合，こちらから聞き出すこともある。「覚せい剤を使っていたことはありませんか？」

📢 看護師が気づくこと

エピソード例

- （事例）「先生，あの方採血できませんでした。腕にtatooでも入っているのかと思ったので，肩は見ないから腕出してっていったんですけどね…」
- （事例）「コップ渡したんですが，どうしてもオシッコ出ないからとのことです。この若さですこしへんですよね？」
- 処置を嫌がる，採血をしようとしても腕を出したがらない。
- 尿検査を嫌がる。
- （家族）医師の前では口に出せなかったことでも，話しはじめることがある。

📢 診察所見で気づくこと

エピソード例

- （大麻利用の本人）「実は，今まで話していたことは私のことなんです。いったのは，先生が初めてです。先生なら警察とかいいそうになかったんで（話せました）」
（医師）「そうですか，私はあくまで治療者なので，○○さんの手助けが優先です。私が警察に通報することがあるとすれば，治療に必要な保護を依頼するときかもしれませんね。そうならないように，協力できることがあれば，また相談してください」
- （医師）「○○さん，とてもふさいだ表情に見えますが，よかったら話していただけませんか？」（このあと，家族のアルコール依存・暴力などが語られはじめた。薬物依存に特有の聞き出し方ではないが，話しやすい環境・態度であれば当事者から自然と語られはじめる）
- 「実は，今まで大麻を吸ってみたことはあるんですが，こんな不安な気持ちになったことはないので心配になってきました」（もともと信頼関係にあった患者さん。

医師は大麻使用も気づかなかった。自らいい出した珍しい例。大麻として購入した物質が危険ドラッグであったと推定）。
- ▶救急現場であれば縮瞳・頻脈などの急性期症状がみられるが，プライマリ・ケアの現場ではほとんどみられない。
- ▶本人から語られることは少なく，（たとえ本人のことであっても）家族や恋人の相談事として語られはじめることが多い。

🔊 ドアノブコメントで気づくこと

エピソード例
- ▶（医師）「今日は思い切っておたずねしてよかったです。やはり不眠の原因はその"薬"にありそうですね。睡眠導入薬で効果がないようなら，次の方法を考えていきましょう。また，いつでもきてください。」（治療継続性の確認）
- ▶（医師）「○○さん，そんなお顔でお帰りになるのであれば，心配で帰せないですよ。どうですか？ これから専門家に相談にいくと私と約束してもらえませんか？」（相談窓口への誘導）
- ▶語り出したがらない事項であるので，退室時に発言を迷っている様子があれば，語りはじめるまで待つ必要あり。もしくは，こちらから「いいにくいことがあるようにみえますが，いってくれませんか？」などの問いかけも必要。

🔊 プライマリ・ケア医として次にすべきこと
●いつでもかかわり続けることの表明
- ▶（本人）受診ごとでのコメントとして，薬剤使用の有無，「底つき体験*」がこの間あったかの聞き取りと，それに対しての自己感情の確認。
  - *底つき体験：「自分の努力では，もうどうにもならなくなった」という意識が芽生えること。危機感を感じはじめ，問題を直視するきっかけとなる体験。
- ▶（このままではいけないといった）行動変容のステージが上がっているようであれば，専門機関への紹介という治療方針を提示。もしくは，確認（ニコチン・アルコールといった合法薬剤による依存症治療となんら変わることはない）。
- ▶相談者家族に，養育している「子ども」が存在しているか確認を必ず行う。とくに母親など養育者本人が依存症当事者の場合，強力な介入が必要。
- ▶（本人・家族とも）依存症治療施設があることのコメント，治療窓口の紹介（保

健所，精神保健福祉センター，依存症家族会，ダルクなど）。

●法規制・届出についてのまとめ
▶大麻は，使用の禁止は規定されていない。所持・栽培・成分抽出は禁止（大麻取締法）。
▶覚せい剤では，使用，所持，製造の禁止が規定されている（覚せい剤取締法）。
▶届出義務：援助者が警察に通報することを義務づけた法令はない。公的病院の職員であった場合，「公務員の犯罪通告義務違反」との誤解があるが，これは罰則規定のない条項であり，「守秘義務を優先して告発しない」という裁量は許容される。
▶通報の実際：麻薬及び向精神薬取締法によれば，ある患者を麻薬中毒患者と診断した際には，医師は「すみやかに，（略）都道府県知事に届け出なければならない」となっている。実際には都道府県の薬務課に電話連絡をすることで，都道府県知事への報告とみなされる。また，この報告によって警察への通報がなされることは原則ないが，麻薬取締員による環境調査がなされる。これは取締ではなく，医療・保護の必要性と本人の治療意欲を評価するために行われる。このため，医師が通報を行う際には，患者本人へ治療のための通報であることを強調した説明が必要と思われる。

◆引用文献
1) 厚生労働省：ご家族の薬物問題でお困りの方へ，厚生労働省，2013（pdf）
（http://www.mhlw.go.jp/bunya/iyakuhin/yakubuturanyou/other/dl/yakubutu_kazoku.pdf）

◆参考文献
物質使用障害とアディクション臨床ハンドブック，精神科治療学 Vol28 増刊号，星和書店，2013

37 薬の効果が出なくなった

朝倉　健太郎

- 薬の効果が出なくなる要因はさまざまであり，包括的に捉える必要がある。
- 薬の効果が出なくなった場合，重大な病状が隠れている可能性もあり，慎重な対応が必要となる。
- 日常診療のなかから薬について見直すことを心がける必要がある。

患者さん・家族の訴えから

エピソード例

▶ （事例）ステロイド吸入薬の連日使用はつい忘れてしまい，悪化時にβ刺激吸入薬を多用するが，なかなか喘息症状がよくならない。ステロイド吸入薬の処方は「いらない（もしくは効かない，合わないと表現）」が，β刺激吸入薬については頻繁に処方を希望する

▶ （家族）「夜中に何度もトイレにいっているようです。あの様子だとあまり眠れていないんじゃないかと思います…」

▶ 患者さん自身が正当と考える案件（患者さん自身の生活の質，症状に直結するような薬剤についての話など）は容易に診察の話題となるが，正当ではないかもしれないと考えること（定められた薬剤の使用法から逸脱した使用をしている場合など）はなかなか相談されにくい可能性がある。さまざまな状況におけるヒントを手がかりにして，その問題に気づくこととなる。

▶ 患者さんの状態を継続的，包括的に診るプライマリ・ケア医ではあるが，日常的な様子をよく知るのはやはり家族でもある。家族の言も大切にしたい。

受付・会計窓口で気づくこと

エピソード例

▶ （本人）「この薬だけ足りなくなっていて，すこし多めに出しておいてもらえますか？」

▶ （本人）「この薬，Bクリニックでもらっていたのですが，ここでも処方してもら

- えますか？」
- ▶(家族)「この薬をもらってくるよういわれました。いえ，こちらの方はまだ余っているので不要とのことです」
- ▶診察室の中で直接医師にいいにくかったことを受付・会計窓口で付け加えることも少なくない。大きな意味で「ドアノブ（診療所から出ていく間際の）メッセージ」である。
- ▶受付・会計窓口で他院から処方を受けている薬や外用剤と同様のものを処方するよう希望される場合もある。
- ▶とくに混雑時などに再び診察室に入って相談することは二度手間になるが，勇気を出して伝えてくれたことに敬意を払い，また「主たる関心ごとの一つ」であろう話題について時間をとることには意味がある。
- ▶体調は変わらない，と窓口で処方薬のみ希望されることもある。すでに処方した日数から考えると残薬があるはずと考えられるような状況，あるいはすでに薬が切れていると思われるタイミングでは注意が必要。受付事務も同様の視点で患者さんのケアにあたることが求められる。
- ▶患者さん自身が服薬の自己調整をしたことを医師に直接相談しにくい薬剤は受付・会計窓口で追加処方として希望されることも少なくない。具体的には睡眠薬，精神安定薬，解熱鎮痛薬，β刺激吸入薬，緩下薬，ステロイド外用薬などが挙げられる。

🔊 問診で気づくこと／看護師が気づくこと
- ▶それとなしに薬を多めに要求するような言動が見られる場合，注意が必要となる。
- ▶予定受診日より早めに来院される場合，薬を多く使用していることを疑わせる。
- ▶他の医療機関にも受診して同様の薬（睡眠薬や精神安定薬など）の処方を受けていることもある。かかっている他の医療機関，およびどのような疾患にどのような治療を受けているかは可能な限り把握しておきたい。

🔊 診察所見で気づくこと
エピソード例
- ▶(事例) 気管支喘息で治療への反応が悪かったが，実は肺炎を合併していた

- ▶（事例）胃薬で治まっていた心窩部の症状がなかなかとれず，念のためと思って行った内視鏡検査で進行胃がんがみつかった
- ▶（事例）慢性腰痛症があり普段より湿布，痛み止めはよく使用していたが，今回，痛みがとれないと思っていたら，実は圧迫骨折だった
- ▶プライマリ・ケアの分野で生じやすい診療上のピットフォールは常に意識しておく必要がある。薬剤への反応を注意深くみることは重要な判断材料となる。
- ▶外来診療，在宅診療において，たとえば心不全における利尿薬の調整，ターミナルケアにおける疼痛コントロールなど，疾患，病態をどのように安定化させるかは医師の主たる関心ごととなるが，すでに定期処方となっている睡眠薬/安定薬，下剤などについては，診療中の案件として取り上げられにくく，そこにピットフォールがある。本当に必要な薬剤か，定期的な服用が必要か，減量/休薬はできないか，好ましくない相互作用を生じていないか，などに注意する。
- ▶食事，睡眠，排泄など含めた日常生活全般に関する問いかけや，漠然とした投げかけによって，気になっている薬のことなどたずねやすくなるかもしれない。

> エピソード例
- ▶（医師）「普段の様子と比べて，何か異なること，気づいたことはありませんか？」
- ▶（医師）「ほかに何か日常生活で困ったことはありますか？ どのようなことでもかまいませんよ」
- ▶（医師）「お薬ですが，いつものようにお出ししておきますが，余った薬や足りない薬などはありませんか？」
- ▶「薬剤の効果がなくなった」ため，すでに自己判断で用いておらず，自宅に多量に余っていることもある。

🔊 ドアノブコメントから気づくこと

> エピソード例
- ▶（本人）「あの…お薬なのですが，すこし不足がちになるので，多めにいただくことはできますか？」
- ▶（医師）「（限られた時間，次の患者さんも気になりながら…）わかりました。では薬のことについてもう一度，話をしましょう。どうぞおかけください」

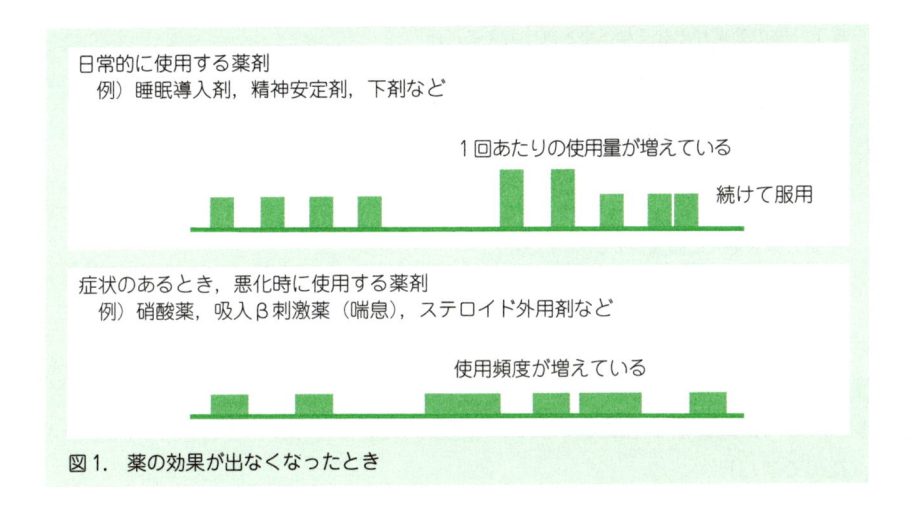

```
日常的に使用する薬剤
  例）睡眠導入剤，精神安定剤，下剤など
                    1回あたりの使用量が増えている
                                        続けて服用

症状のあるとき，悪化時に使用する薬剤
  例）硝酸薬，吸入β刺激薬（喘息），ステロイド外用剤など
              使用頻度が増えている
```

図1．薬の効果が出なくなったとき

▶薬の効果については何となく気になっているがいい出しにくいことも少なくなく，ドアノブメッセージとして伝えられることも多い。
▶「もうすこし様子を見ましょう」，「薬を増やしておきます」で片づけてしまいたくなるが，重大な病態が隠れていないかという視点は常に意識しておかなくてはならない。

🔊 プライマリ・ケア医として次にすべきこと
●なぜ薬の効果が出なくなったのか包括的に考察する
▶薬の効果が出なくなった場合，単に病状の悪化と捉え，薬剤の増量を行うだけではなく，その他の要因がないか包括的な視点で，慎重に検討する必要がある。
▶薬の効果が出なくなった場合，患者さんの行動はさまざまであるが，睡眠薬や精神安定薬，下剤など日常的に使用する薬剤の場合，1回あたりの使用量を増やしていたり，続けて服用したりしていることがある。頓服として使用する薬剤については，使用頻度が増えていることが考えられる（図1）。
▶次に考えるべきことは，「効果が出なくなった」理由である。基礎疾患の病状の悪化，病態の変化，他の疾患の合併（とくに認知症），効果を減弱する他の薬剤の有無，服薬状況の問題（適切に使用することができているか），心理社会背景の問題（症状および自己効力感などに影響）などが考えられ

表1. 薬の効果が出なくなったときに考えること
- ◎アドヒアランスに問題はないか？
- ◎薬の用法，用途は正しく理解しているか？
- ◎疾患自体の進行や悪化によるものか？
- ◎認知症や他の疾患の合併はないか？
- ◎効果を相殺するような他の薬剤の追加投与？
- ◎心理社会的なトラブル？　自己効力感の低下？
- ◎処方薬を他人に譲渡している可能性？

る（表1）。

エピソード例
- ▶（本人）「最近，便が出にくくなっています。以前はこの薬を飲むとスッと出ていたのですが」
- ▶生活習慣の変化，ストレス増加による便秘の悪化？
- ▶センナなどは連用により効果が減弱する。
- ▶胃腸機能を抑制する薬剤（抗コリン薬，カルシウム拮抗薬など）の追加の有無。
- ▶大腸がん合併の可能性？　便潜血は毎年チェックできているか？

エピソード例
- ▶（家族）「睡眠薬を飲ませているのですが，最近，まったく寝ません。夜中もずっとゴソゴソと起きているんです」
- ▶せん妄の可能性？　身体疾患合併の有無？
- ▶他科から処方されている，あるいは最近処方した「睡眠，せん妄を悪化させうる薬剤」の有無をチェック。
- ▶心理社会的な問題の有無？　例；デイサービスの事業所が変わった。
- ▶環境調整，せん妄の原因を取り除くことを検討。

● 継続的なかかわりのなかで考えておくべきこと
- ▶慢性疾患管理における外来診療では症状が大きく変わらないため漫然と定期処方する傾向が強くなる。
- ▶いうまでもないが，上記のように「薬の効果が出なくなった」徴候が見られた場合，何か大きな変化の予兆である可能性もあり，単純に処方数を増量するだけではなく，慎重な対応が求められる。
- ▶多くの患者さんは「薬は飲んだほうがよい（飲んだ分，いいことがある）」

と考えていたり，副作用や相互作用が実際に目に見えにくいこともあり，服用のメリット，デメリットを考える機会はあまりない。
▶おのおのの患者さんにおいて普段より処方は最小限になるような働きかけを志したい．薬剤の目的，ゴール，使用期間の目処，使用量，副作用の有無，相互作用，減量減薬はできないか，処方カスケードを生じていないか，処方数を減らすための代替案がないかについて問い直す視点をもちたい．ポリファーマシーを回避する視点と取り組みがケアの質を向上させる．
▶日常診療のなかで薬について話し合うことは重要な患者教育であり，ヘルスリテラシーを高めることにもつながる．
▶調剤薬局薬剤師から疑義照会を受けることもあるが，有用な情報につながることも多く，薬剤師も含め，複数の視点で患者ケアを検討する機会としたい．

おわりに

　多職種連携が花盛りである．こじつけになるかもしれないが，診療所内の医師-看護師-受付・事務職というのもミニマルな多職種連携関係にあるといえる．各職種の一人びとりが分化した自分の機能を全うするのは当然として，患者さんに接するすべての職員が「徐々に進行する病気を見落とさない」ことには大きな意味があると思う．

　また，提示された症例の診断に研修医がたどりつくまでの過程をたどって，視聴者に診断のみちすじや醍醐味を披露するTV番組が人気を博している例を見るまでもなく，病気の診断過程は受付や事務職にとっても面白いはずである．もし自分の指摘した「普段と違う様子」がきっかけになって診断に至ったら素直にうれしいだろうし，自分の仕事のやりがいにつながるだろう．

　そのようなわけで本書は医師／看護師／受付・事務職のみならず多くの職種（ケアマネジャー，療法士，ヘルパー）の方々にも読んでいただきたいし，多職種が参加しての勉強会などにもぜひ使っていただきたい．

　ただし注意すべき点を2点ほど指摘しておきたい．一つはせっかく他職種の人が何らかの「変だ」という点に気づいても，その情報が医師に伝わらなければ何にもならない．私の診療所は小規模ですべてが常勤スタッフなので問題は少ないが，もっと規模の大きいところやパート職員が多いセッティングでは情報の伝達漏れが起こりうるので何らかの工夫が必要である．

もう一点は，おおげさにいえばみんなが「ミニドクター」化してしまうことへの危惧である。数年前長い入院生活を経験した私は，ヘルパーさんや病室を掃除にくる人との会話がとても楽しみだった。彼らは比較的屈託なく一人間として患者に接してくれたからだ。一方看護師の多くは病人に異常がないかなど医学的文脈のみに注目し，ミニドクター化しているようにみえた。この差異はいわゆる権力勾配（医師＞看護師＞療法士＞ヘルパー＞掃除のおじさんおばさん）にリンクしているように感じられた。本書をきっかけに「普段と違う様子」に気を配るようになってもこの点は心に留めていただきたい。

2015年5月20日

内山富士雄

患者さんの訴え・スタッフの気づきからの索引

＊本書のなかの［患者さん・家族の訴えから］，受付，問診，看護師などの気づきでのエピソードから逆引きできるよう該当疾患をあげています。
＊そのなかで，どの疾患にも共通する症状など（「何となく元気がない」など）や，その疾患の典型的な症状などは割愛しています。

苦痛・不快感に関して

エアコンの温度設定をあげてほしいと要望する（糖尿病合併症）	91
待合室の温度調節を頼んでくる（更年期障害）	169
「駅の階段がつらい」（心不全）	45
身体をいつも掻いている（慢性腎不全）	103
1週間たっても風邪が治らない（副鼻腔炎）	183
「風邪が治らなくて」（うつ病）	13
「痙攣があった」（慢性硬膜下血腫）	39
以前と比べて倦怠感が強いようだ（肝がん）	81
「食欲がなくなった」（慢性硬膜下血腫）	39
「睡眠薬が効かない」（アルコール依存症）	18
「睡眠薬が欲しい」（うつ病）	13
「以前にはなかった頭痛が続いている」（慢性硬膜下血腫）	39
「生理がない」（思春期の摂食障害）	147
「いつもだるそうにしてお腹を気にしている」（肝がん）	81
「風呂に入ると疲れる」（高齢者の鉄欠乏性貧血）	115
「寒い季節でも寝汗で着替えが増える」（肺結核）	64
「寝汗のため洗濯の回数が増えた」（肺結核）	64
「寝ているのが一番楽」（膵がん）	78
「眠れなくてアルコールを飲む」（アルコール依存症）	18
「のどが渇く」（向精神薬の副作用）	25
いつもハンカチを手にしている（更年期障害）	168
漠然とした症状や毎回変わる不定愁訴（うつ病）	13
腹痛で身をかがめてゆっくり問診ができない（慢性膵炎）	73
「夜，苦しくて眠れない」（心不全）	45

精神的な症状に関して

家族が飲酒を心配している（アルコール依存症）	18
診察券・保険証の場所がわからない（慢性硬膜下血腫）	39
スタッフの名前を忘れるようになった（慢性硬膜下血腫）	39
会話の中で涙ぐむ（うつ病）	13
認知症が急に進んだようにみえることがある（高齢者のてんかん）	35
「ボーっとしていることが多くなった」（慢性硬膜下血腫）	39
「ボーっとしている」（高齢者のてんかん）	35

「物忘れが増えた」（慢性硬膜下血腫） ··· 39
「大事な約束を忘れるようになった」（認知症） ··· 8

顔の表情

いつもより顔色が悪い（高齢者の鉄欠乏性貧血） ·· 115
顔が丸くみえる，むくんでみえる（心筋症） ··· 50
問診票記入で下を向くとつらそうにしている（副鼻腔炎） ······························· 183
いつもどよんとして顔色が黒っぽい（肝がん） ··· 81
待合室での表情が硬い・暗い（うつ病） ··· 13
表情が乏しくなった（向精神薬の副作用） ··· 25
表情に乏しい（パーキンソン病） ··· 31
まばたきが少なく見つめられているよう（パーキンソン病） ······························· 31

声・呼吸の様子

「外出すると肩で息をしている」（COPD） ·· 56
いつもより息があらい（高齢者の鉄欠乏性貧血） ·· 115
「歩くとすぐに息切れがする」（糖尿病合併症） ·· 91
「身体を動かすとすぐに息切れがする」（心筋症） ·· 50
「身体を動かすと息切れを自覚する」（成人の喘息） ······································ 60
「動いたあと息を整えるため休んでいる」（高齢者の鉄欠乏性貧血） ······················ 115
口をすぼめてゆっくり息を吐き出す（COPD） ·· 56
声がかすれている（甲状腺機能亢進症） ··· 98
声にはりがなく小さい（パーキンソン病） ··· 31
「咳が長引いている」（成人の喘息） ·· 60
待合室で咳きこみ，痰がからんでいる（肺結核） ··· 64
「普段からときどき咳き込む」（COPD） ·· 56
咳きこんで話が遮られる（成人の喘息） ··· 60
待合室で咳をして苦しそう（心不全） ··· 45
受付までの移動の間に喘鳴が聞こえる（成人の喘息） ····································· 60

口・のどに関して

家族からいびきがうるさくて困っていると言われた（睡眠時無呼吸症候群） ················ 68
待合室でいびきをかいて寝ている（睡眠時無呼吸症候群） ································ 68
「最近，口内炎ができるようになった」（炎症性腸疾患） ·································· 86

腹部に関して

「お腹の上が重いのが続いている」（肝がん） ·· 81
「胃腸薬を飲んでもお腹のはりがとれない」（肝がん） ···································· 81
「そういえば肛門がちょっと痛い」（炎症性腸疾患） ······································ 86
腹痛で何度も受診している（慢性膵炎） ··· 73

排泄に関して

「おしっこが近い」(パーキンソン病) ……………………………………………31
「おしっこをもらすようになった」(慢性硬膜下血腫) ……………………………39
待合室でトイレからなかなか出てこない(炎症性腸疾患) ……………………86
待合室で何度もトイレにいく(炎症性腸疾患) …………………………………86
待合室で何度もトイレにいく(慢性膵炎) ………………………………………73
尿臭がする(認知症) ……………………………………………………………8
「尿の失敗が増えた」(向精神薬の副作用) ……………………………………25
「便秘がひどくてこまっている」(向精神薬の副作用) …………………………25
「便秘気味」(パーキンソン病) …………………………………………………31

手足の様子

「よく足がつる」(糖尿病合併症) ………………………………………………91
足がつりやすくなった(慢性腎不全) …………………………………………103
「足がむくんで…」(心不全) ……………………………………………………45
寝ているときに足がむずむずする(慢性腎不全) ……………………………103
足がむずむずする(向精神薬の副作用) ………………………………………25
腕をあげづらそうにしている(リウマチ性多発筋痛症) ………………………126
血圧測定で上着が脱ぎづらそう(リウマチ性多発筋痛症) …………………126
採血時に不自然な傷や皮下出血を見つける(DV・虐待・ネグレクト) ……137
採血しようとしても腕を出したがらない(薬物中毒) …………………………187
普段貼ることない手に湿布している(関節リウマチ) ………………………121
受付で患者さんの手指が腫脹していることに気づく(関節リウマチ) ……121
「朝起きたら手がはれぼったい」(関節リウマチ) ……………………………121
ペンを持つ手が震えている(アルコール依存症) ……………………………18
ペンを持つ手が震えている(パーキンソン病) ………………………………31
手を動かそうとする震える(パーキンソン病) …………………………………31
「手をもぞもぞと動かす」(高齢者のてんかん) ………………………………35
「箸を落とした」(高齢者のてんかん) …………………………………………35

姿勢・歩き方の様子

「足がすくむ」(パーキンソン病) ………………………………………………31
歩き方がおかしく膝痛が治らない(肺結核) …………………………………64
立ち上がって歩きだすまでに時間がかかる(慢性腎不全) ………………103
「思うように歩けなくなる」(パーキンソン病) …………………………………31
ゆっくり歩いているのに息切れしている(心不全) ……………………………45
入口から受付・待合室までの移動が遅い(糖尿病合併症) …………………91

待合室で起立や歩行に時間がかかる（向精神薬の副作用）……25
「腰が曲がった」（パーキンソン病）……31
腰の曲がりがひどくなった（膵がん）……78
小股になって歩く（パーキンソン病）……31
「転びやすくなった」（慢性硬膜下血腫）……39
前のめりになって転ぶ（パーキンソン病）……31
座っているときに背筋がまっすぐ（COPD）……56
立ち上がってからの一歩が踏み出せない（パーキンソン病）……31
眠そうでふらつく（向精神薬の副作用）……25
歩くときに跛行している（関節リウマチ）……121
待合室でぶつかりながら歩いている（緑内障）……177
待合室のなかをゆっくり確かめるように歩いている（緑内障）……177

日頃の行動に関して

いつもより足元がおぼつかない（高齢者の感染症）……133
「以前より歩かなくなった」（心筋症）……50
「歩くのをおっくうがる」（COPD）……56
いつも穏やかだが急に酩酊して苦情電話をかけてくる（アルコール依存症）……18
待ち時間に苛立ちやすい（更年期障害）……168
「トイレに行くくらいしか動かない」（心不全）……45
季節に合わない薄着をしている（更年期障害）……168
遠方から受診している（性感染症）……158
家族が代わりに受付や会計をする（パーキンソン病）……31
救急や時間外の受診が多いという（慢性膵炎）……73
薬を多めに要求する（薬の効果が出なくなった）……192
靴の代わりにスリッパを履いてきた（心不全）……45
靴の代わりにスリッパを履いてきた（心筋症）……50
「転びやすくなった」（向精神薬の副作用）……25
視線が合わない（発達障害）……143
下着を何枚も着ている（認知症）……8
時間に正確な人が遅刻した（うつ病）……13
神経疾患がないのに事故や外傷を繰り返す（アルコール依存症）……18
「じっとしておれない」（向精神薬の副作用）……25
睡眠導入剤の使用頻度が増えた（睡眠時無呼吸症候群）……68
「漬物に醤油をかける」（心不全）……45
目立って動作が遅い（甲状腺機能低下症）……98
同性の医師を指名する（性感染症）……158

「寝返りが打てなくなった」（パーキンソン病）・・31
車からの乗り降りが大変になっている（心不全）・・・・・・・・・・・・・・・・・・・・・・・・・・・・・・・・・45
パジャマ姿で来院した（心不全）・・45
いつもと身だしなみが違う（うつ病）・・13
予定受診日より早めに来院する（薬の効果が出なくなった）・・・・・・・・・・・・・・・・・・・192
予約外の月曜日に受診する（うつ病）・・13
予約日にこなくなった（慢性硬膜下血腫）・・39
「調味料を間違えて料理の味がおかしくなった」（認知症）・・・・・・・・・・・・・・・・・・・・・・8
「最近ストーブにより近づくようになった」（糖尿病合併症）・・・・・・・・・・・・・・・・・91

院内での様子

アルコール臭をさせて話しかけてくる（アルコール依存症）・・・・・・・・・・・・・・・・・・・・18
パソコンなど一つのことに異常な関心を示す（発達障害）・・・・・・・・・・・・・・・・・・・・143
絶えずイライラ歩き回っている（向精神薬の副作用）・・・・・・・・・・・・・・・・・・・・・・・・・25
待合室でイライラしている（アルコール依存症）・・・・・・・・・・・・・・・・・・・・・・・・・・・・・・18
ペットボトルから絶えず飲水している（向精神薬の副作用）・・・・・・・・・・・・・・・・・・25
患者がつらそうでも家族が携帯をいじっている（DV・虐待・ネグレクト）・・・・・137
家族がなかなか迎えにこない（DV・虐待・ネグレクト）・・・・・・・・・・・・・・・・・・・・・137
着替えに異常に時間がかかる（認知症）・・8
着替えに時間がかかるようになった（慢性硬膜下血腫）・・・・・・・・・・・・・・・・・・・・・・39
お金の計算間違いが増えた（慢性硬膜下血腫）・・・・・・・・・・・・・・・・・・・・・・・・・・・・・・・・39
会計時に小銭を落とす（糖尿病合併症）・・・・・・・・・・・・・・・・・・・・・・・・・・・・・・・・・・・・・・91
これまで行けていたトイレや検査室の場所がわからなくなった（慢性硬膜下血腫）・・39
待合室でじっとしていない（アルコール依存症）・・・・・・・・・・・・・・・・・・・・・・・・・・・・・・18
じっとしてないので介助量が増える（発達障害）・・・・・・・・・・・・・・・・・・・・・・・・・・・・143
待合室で座って寝ていることが多い（成人の喘息）・・・・・・・・・・・・・・・・・・・・・・・・・・60
受付でそわそわしたりイライラしている（甲状腺機能亢進症）・・・・・・・・・・・・・・・98
待合室で手探りするような動きがみられる（糖尿病合併症）・・・・・・・・・・・・・・・・・91
順番を知らせる電光掲示板に気づかない（緑内障）・・・・・・・・・・・・・・・・・・・・・・・・・177
同性同士のパートナーで来院, 目立つほどくっついている（HIV感染症）・・・・・163
保険証を何度でも出してくる（認知症）・・8
尿検査を嫌がる（薬物中毒）・・187
診察待ちの間に寝てしまっている（慢性腎不全）・・・・・・・・・・・・・・・・・・・・・・・・・・・103
待合室で寝てしまい呼ばれても気づかない（睡眠時無呼吸症候群）・・・・・・・・・・・68
おとなしく待つことができずに走り回っている（発達障害）・・・・・・・・・・・・・・・・143
何となくぼんやりしてすぐ眠っている（電解質異常）・・・・・・・・・・・・・・・・・・・・・・・109
文書を読むのに以前より時間がかかる（緑内障）・・・・・・・・・・・・・・・・・・・・・・・・・・・177

全身の様子

「体重は変わらないのにお腹だけ出てきた」(卵巣腫瘍)･････････････････････173
「数ヵ月前から体がだるく食欲がわかない」(電解質異常)･･････････････････109
不自然な外傷があることがある(高齢者のてんかん)･･････････････････････35
とくに誘因がないのに血糖コントロールが悪化した(膵がん)･･･････････････78
何度測っても血圧が以前より高い(睡眠時無呼吸症候群)･･･････････････････68
「食事の量が以前に比べて減っている」(電解質異常)･････････････････････109
最近,体重が増えてきている(心筋症)･････････････････････････････････50
驚くほど体重が増えている(心不全)･･･････････････････････････････････45
「だるさが全然とれない」(肝がん)･･････････････････････････････････････81
太ってきたことを気にしている(向精神薬の副作用)･･････････････････････25
身なりが汚らしくみえる(心不全)･････････････････････････････････････45
脈拍数が減少してこない(高齢者の鉄欠乏性貧血)････････････････････････115
以前と比べてやせた印象がある(肺結核)･･･････････････････････････････64
ズボンがゆるくなるなどやせた(肺結核)･･･････････････････････････････64
「何もしないのにやせた」(膵がん)･････････････････････････････････････78
やせて元気がない(リウマチ性多発筋痛症)････････････････････････････126
前回受診に比べて明らかにやせている(膵がん)･･････････････････････････78

コミュニケーションに関して

一方的によくしゃべる(発達障害)････････････････････････････････････143
飲酒量を尋ねると気まずそうな顔をする(アルコール依存症)･･････････････18
受付ではなく診察室で話したがる(性感染症)･･････････････････････････158
「同じことを何度も繰り返して聞いたり話したりする」(認知症)･･････････････8
患者と付き添いの家族で不自然なほど会話がない(DV･虐待･ネグレクト)･･137
会話の中で取り繕う(認知症)･･･8
いつもより家族が話している時間が多い(高齢者の感染症)･･･････････････133
家族が患者さんの話をさえぎる(DV･虐待･ネグレクト)････････････････137
会計時の口数が少ない(うつ病)･･････････････････････････････････････13
検査の日程の説明が伝わらない(認知症)･･･････････････････････････････8
「幸せ」「仲がよい」の言葉を不自然に多用する(DV･虐待･ネグレクト)･･････137
質問を最後まで聞かずに答える(発達障害)････････････････････････････143
症状について話したがらない(性感染症)･･････････････････････････････158
何度も説明が必要(認知症)･･･8
話し方がとぎれとぎれ(高齢者の鉄欠乏性貧血)････････････････････････115
いつもより話し始めるまで時間があく(高齢者の鉄欠乏性貧血)･････････････115
話をそらして説明を聞かない(認知症)･････････････････････････････････8

索引

あ
RS3PE症候群……129
ICD-10……22
IDSA……136
IBD……86
アカシジア……25
亜急性甲状腺炎……100
アドヒアランス……196
アミノサリチル酸製剤……89
アメーバー赤痢……158
アルコール性肝障害……82
アルコール早期介入ワークブック……23
アルツハイマー型認知症……11
アルツハイマー病……35
安静時振戦……33
暗点領域……181

い
ESR……124
eGFR……106
息切れ……50
医原性の電解質異常……109
一過性神経障害……39
一過性脳虚血発作……35
溢流性尿失禁……27
いびき……68
飲酒後腹痛……73
飲酒歴……74
陰性感情……81
陰嚢水腫……48

う
ウイルス性心筋炎……50
うつ病自己評価尺度……16

え
ASD……143
ADHD……143
エジンバラ産後うつ病質問票……16
SDB……68
SDS……16
エストロゲン欠乏症状……168
Epworth眠気尺度……71
LD……143

お
黄疸……80
OSAS……68
AUDIT……18, 22
お薬手帳……27
悪阻……154

か
海外渡航歴……159, 165
咳嗽……56
潰瘍性大腸炎……86
顔色……115
学習障害……143
顎跛行……128
過食性障害……150
家族の関係性……139
滑膜炎……121
寡動……31
過敏性腸症候群……86
下壁Q波……48
仮面様顔貌……33
カリニ肺炎……165
肝機能障害……19
眼球突出……99
間欠跛行……92
眼瞼結膜の蒼白……117
肝硬変……21, 82
関節炎……121
関節リウマチの分類基準……124
眼底検査……96
冠動脈疾患……48

き
機会受診……77
起座呼吸……53
器質的肺疾患……62
気道感染症状……57
機能性出血……169

け
機能性尿失禁……27
気分変調性障害……16
救急受診歴（頻回の）……77
急性心筋炎……50
急性心筋梗塞……50
吸入療法……58
胸部X線……62
局所神経障害……39
虚血性の心筋症……50
拒食症……147
挙動不審……188
禁煙……56
筋強剛……31
筋痙攣……111

く
口すぼめ呼吸……57
クラミジア……158
クローン病……86

け
頸静脈怒張……47, 52
頸部腫瘤……98
頸部触診……98
痙攣……39
痙攣発作……35
劇症型心筋炎……51
月経異常……169, 174
月経周期……174
月経歴……169
血糖コントロールの悪化……79
血便……86
肩甲部の痛み……126
倦怠感……81
原発性アルドステロン症……110
原発性開放隅角緑内障……177
原発性閉塞隅角緑内障……177
減量減薬……197

こ
口渇……26
高K血症……111

高 Ca 血症················110	視野狭窄················181	側頭動脈炎···············126
口腔カンジダ·············165	視野障害············92, 177	鼠径部リンパ節···········160
高血圧性心筋症············53	周期性四肢麻痺············99	底つき体験···············190
抗 CCP 抗体···············124	消化管運動障害············94	
甲状腺機能低下症··········70	消化管出血···············119	**た**
甲状腺腫大···············101	小血管合併症·············91	大血管合併症·············91
口唇ジスキネジア··········27	食行動の異常············147	体重減少······64, 80, 86, 98
高 Na 血症················111	食後腹痛··················73	体重増加············45, 98
後鼻漏···················183	食欲低下············81, 134	耐糖能障害················98
高 Ma 血症················111	処方カスケード··········197	多飲多尿··················97
高 P 血症·················110	視力障害··················92	たこつぼ型心筋症··········50
高齢者の血液異常·········115	腎合併症··················93	多発性骨折···············110
骨粗鬆症·················150	心窩部痛··················74	
コミュニケーション困難···145	腎機能障害···············106	**ち**
こわばり············121, 126	神経性無食欲症··········147	注意欠陥多動障害·········143
	人工透析·················106	腸管外合併症··············86
さ	振戦······················31	直接服薬確認療法··········64
最終月経·················153	心房細動············46, 100	直像検眼鏡···············181
左脚ブロック··············48		
匙状爪···················105	**す**	**て**
左心不全··················51	膵石······················76	DSM-5····················16
サプリメント·············111	睡眠（呼吸）障害··········68	DSM-IV···················16
	睡眠障害··················13	TSH·····················102
し	睡眠パターン··············69	低温期···················155
CRP······················124	スパイロメトリ········58, 60	低 K 血症·················110
CAGA 質問·················22	Smoker's face············57	低 K 血症性周期性四肢麻痺···109
CD·······················86		低 Ca 血症················111
CPAP（シーパップ）治療···71	**せ**	低身長···················150
ジギタリス中毒···········112	生活習慣関連疾患··········77	低 Na 血症················111
子宮外妊娠···············156	生活習慣指導·············106	低 Ma 血症················111
子宮がん検診·············173	性行為履歴···············158	低 P 血症·················111
自己記入式問診票··········16	喘鳴······················60	てんかん··················39
自殺念慮··················16	生理機能·················133	てんかん発作··············35
四肢近位筋のこわばり·····127	生理不順·················175	転倒················39, 134
脂質異常症················98	咳·······················64	動作時振戦················31
自助グループ········23, 146	咳込み····················60	
姿勢反射障害··············31	摂食障害·················147	**と**
失語······················35	Self-rating Dpression Scale···16	同性間性的接触···········164
失神······················35	尖圭コンジローマ·········158	糖尿病神経症··············94
失明·····················181	喘息死····················62	糖尿病性昏睡··············97
市販薬··············103, 111	前頭側頭型認知症··········11	DOTS·····················64
自閉症スペクトラム·······143		トリコモナス·············158
脂肪肝····················98	**そ**	努力呼吸··················57
脂肪制限食················73	双極性障害················16	
脂肪分に富んだ軟便········74	臓器予備能···············133	

207

な

内診……173
内臓悪性腫瘍……80
長引く咳……60

に

2項目質問法……16
日中の眠気……68
乳頭陥凹……181
乳房の変化……153
尿管結石……110
尿失禁……41
尿路感染症……134
妊娠……153
妊娠検査……155
認知機能低下……133
認知症……35, 78, 98

ね

寝汗……64
粘液水腫様顔貌……99
脳血管障害……35
脳血管性認知症……11, 93
膿性鼻汁……183
脳の機能障害……145
脳波検査……37

は

パーキンソニズム……25
Half and half nail……105
梅毒……158
吐きダコ……151
拍動性頭痛……128
跛行……121
長谷川式認知症スケール……41
バセドウ病……99
ばね指……123

ひ

ピアサポート……77
BIマニュアル……22
BNPマーカー……48
皮下出血……137
B型肝炎……158
鼻鏡……185

非痙攣性てんかん発作……35
鼻汁ドレナージ……185
微小脳梗塞……93
避妊……153
微熱……64
肥満恐怖……147
病的骨折……110
病的な体重減少……147
ビリルビン尿……74
貧血……105, 115
頻発月経……169

ふ

不安障害……98
不安神経症……86
フェリチン……115
Fontaine分類……92
不可逆性の視野障害……177
腹水……80, 85
腹痛……86
腹部触診……175
腹部超音波検査……175
腹部の不定愁訴……79
腹部膨満感……79
服薬アドヒアランス……28, 108
浮腫……45, 50
不正出血……174
不整脈……93
不定愁訴……98, 169

へ

閉経……168
閉塞性換気障害……62
閉塞性睡眠時無呼吸症候群……68
閉塞性動脈硬化症……92
ヘバーデン結節……123
ヘルペス……158
ベルリン質問票……71
変形性関節症……123

ほ

膀胱炎類似症状……170
ホットフラッシュ……168
ポリファーマシー……197

ま

マイヤーソン徴候……33
麻痺……35
慢性ウイルス性肝炎……82
慢性下痢……73

み, む

水中毒……25
無月経……148
無呼吸……41
無症候性心筋虚血……93
無症候性の心筋梗塞……50

も

網膜症……96
もうろう状態……35
物忘れ……8, 11, 42
問題飲酒……18, 53

や

夜間呼吸困難……93
夜間の発作性呼吸困難……53
夜間発作性呼吸困難……46
薬物依存（中毒）……139, 187
やせ願望……147

ゆ, よ

UC……86
抑うつ……78

ら, り

卵巣機能低下……168
卵巣腫瘍……173
卵巣摘出……168
リウマトイド因子……124
流産……156
緑内障……177
緑内障の家族歴……181
淋菌……158

る, れ, ろ

るいそう……137
レビー小体型認知症……11
労作時息切れ……45
労作時呼吸困難……53, 58

エピソードを見逃すな！
徐々に進行する疾患への連携アプローチ

2015年6月15日　初版　第1刷　発行

定価：本体3,000円＋税

●

編集
内山 富士雄　西村 真紀

●

発行所
株式会社プリメド社
〒532-0003　大阪市淀川区宮原4-4-63
新大阪千代田ビル別館
tel=06-6393-7727
fax=06-6393-7786
振替 00920-8-74509
URL http://www.primed.co.jp

●

印刷
モリモト印刷株式会社

●

レイアウト
有限会社エムズ・アド

ISBN978-4-938866-59-4 C3047

専門領域としての家庭医の新しい役割を考える

新 家庭医 プライマリ・ケア医 入門
地域で求められる医師をめざして

『家庭医 プライマリ・ケア医 入門』(2001年)の全面改訂版です。

日本家庭医療学会 編

- ■A5判 271ページ
- ■定価：本体3,600円＋税
- ■ISBN978-4-938866-48-8

家庭医の出番がやってきました。

家庭医，プライマリ・ケア医を志す医師・医学生，そしてこれから開業を考える医師の必読書

内容

提言　家庭医がなぜ求められるか
■**専門医療と家庭医療**
1　臓器別医療との違いとは
2　病院医療との違いとは
3　患者さんから「これまでの診療所医療とどう違うのか」と聞かれたら
4　救急外来と家庭医療での急性疾患診療の違いとは
■**家庭医療のためのキャリアパス**
5　学生実習／初期研修中に学びたいこと
6　家庭医療を学ぶためのコース選択
7　参考にすべき雑誌,書籍,web／参加するとよい学会，研究会
8　臓器別医学と家庭医療学の学び方
9　研修修了後すぐに開業するということ
10　生涯学習を続けるコツ
11　家庭医ならではの臨床研究とは
12　家庭医のロールモデルをみつけるためには
13　家庭医として一人で成長していくためには
■**家庭医のためのミニマムスキルとミニマムナレッジ**
14　家庭医に必要な能力　現場に出るまで／現場に出てから
15　アンケートにみる診療所医師の必須スキル
■**家庭医の診療**
16　家庭医がよくみる疾患や症状の特徴と頻度
17　日常診療にEBMをどう活かすか
18　日常病診療のポイント　患者さんのために，医師自らのために
19　重症疾患の対応と高次医療機関への紹介のポイント
20　家庭医ならではの救急対応とは
21　家庭医にとっての在宅医療
22　健診／検診のポイント
23　"おせっかい"な家庭医として
24　継続した診療からみえてくるものとは
■**家庭医に必要な患者さんとのかかわり**
25　家庭医に必要なコミュニケーションスキルとその特徴
26　高齢患者さんとのかかわり方
27　ウイメンズヘルス－女性患者の対応のポイント
28　治らない患者さん,悪化をたどる患者さんとのかかわり
■**家庭医に必要な診療所マネジメント**
29　家庭医が開業するとき
30　知っておくべき医療・福祉・保健のリソース
31　診療所のスタッフ教育
32　診療所に必要な安全管理
33　一人で雑多な用事をこなすためのタイム・マネジメント
■**家庭医と地域とのかかわり**
34　家庭医療での地域診断の活用法
35　他の医療機関とどう連携するか
36　診療所における24時間対応の考え方
37　他組織,他職種とのネットワークづくり
38　行政とのかかわり方
39　家庭医が校医になるとき
40　家庭医が産業医になるとき
41　地域住民の健康アドバイザーとして
42　医師会とのかかわり方

PRIMED *for Primary-care Medicine* 株式会社 プリメド社

〒532-0003 大阪市淀川区宮原4-4-63 新大阪千代田ビル別館
TEL.(06) 6393-7727　　FAX.(06) 6393-7786
URL　http://www.primed.co.jp

スタッフのやる気アップ、スキルアップ、定着率アップに結びつける

院長先生&スタッフのための
院内ミーティングレシピ集
いきいき議論で意識が変わる

鈴木竹仁 著

■A5判 143頁
■定価：本体2,000円＋税
■ISBN978-4-938866-54-9

◎はじめにより

著者 鈴木竹仁

　自院で悩んでいらっしゃる問題がありましたら、その問題に合ったテーマからお読みいただき実践していただければと思います。きっと今まであまり見たことも聞いたこともなかったようなミーティング"ネタ"がたくさんあると思います。テーマに沿って1年間ぐらいのペースで取り組んでいただくと、ふと気がついたらクリニックやスタッフが大きく変わっていると気づくと思います。その結果、患者さんから褒めていただくことが増え、スタッフ自身の満足度も高まり、働いていて楽しい職場、定着率のアップといったプラスの循環に入っていくと信じています。

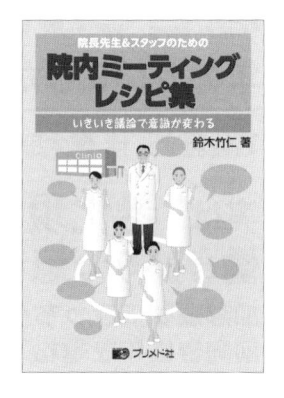

レシピは本書で
チェック！

あなたのクリニックで取り組みたい改善ポイントはどれですか？

●クリニック改善の目的●

◎患者さんの目でモニター調査をするために…
◎一歩先の患者さんニーズを知りプラスひと言を伝えるために…
◎サービスを受ける立場でサービスを考えるために…
◎自分の体験から患者さんへの接し方を学ぶために…
◎自分の体験から患者さんの思いに気づくために…
◎喜ばれたことを共有し院内に広げるために…
◎少しでも待ち時間の不平・不満を軽減するために…
◎患者さんに病気や治療法をよく理解してもらうために…
◎患者さんにきちんと伝わり好印象を与える話し方のために…
◎患者さんの口に出さない訴えを察知するために…
◎見て聞いてやわらかく感じるメッセージにするために…
◎自分の所作が初対面の人にどう映るかを考えるために…
◎患者さんにとって心地よい立ち位置を体感するために…
◎大人も子どもも居心地のよい待合室にするために…
◎新人がわからない暗黙のルールを再確認するために…
◎自院の歩みで知った院長の思いを共有化するために…
◎患者さんの言動から院内に潜む改善点を見つけるために…

◎仕事に意義を見出し誇りをもってもらうために…
◎自院のサービスの具体的イメージを全員で共有するために…
◎改善に役立つ書籍の内容を全員で共有するために
◎初心を思い出し感性豊かに患者さんと接するために…
◎短い時間でも院長の一方通行の訓辞にしないために…
◎今年の目標・方針を一人ひとりが納得するために…
◎レセデータをミーティングに活用し増患に役立てるために…
◎患者さんからもっと積極的に意見をいただくために…
◎患者さんのご意見を改善につなげて実行するために…
◎スタッフの発言を視覚化してアイデアを発展させるために…
◎院内の危険を図上で確認しスタッフ全員に周知するために…
◎負担をかけずに無理なく実施するために…
◎自分たち自身に関わる問題として考えてみるために…
◎上手な対応を練習し院内のルールを決めるために…
◎いざというときに慌てずに困らなくてすむために…
◎患者さんへのお知らせ情報がきちんと見え伝わるために…
◎自院のブランドイメージを確立し高めていくために…
◎すべての患者さんにやさしい対応をするために…

などなど、ユニバーサル・サービスやミーティング継続に関する章もあり、クリニック運営に役立つ1冊です！

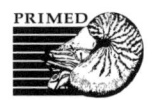

PRIMED
for Primary-care Medicine
株式会社 プリメド社

〒532-0003 大阪市淀川区宮原4-4-63 新大阪千代田ビル別館
TEL.(06) 6393-7727　　FAX.(06) 6393-7786
URL　http://www.primed.co.jp

40歳から始まる症状への医学的なアプローチ！

加齢症状で悩む患者さんに応える医学 ?!
年のせいにしたくない30の症状

葛谷雅文／伴 信太郎　編

実は"老化現象"に困っている働き盛りの患者さんは多い…
加齢症状にきっちり対応して
前向きに年を重ねてもらうために

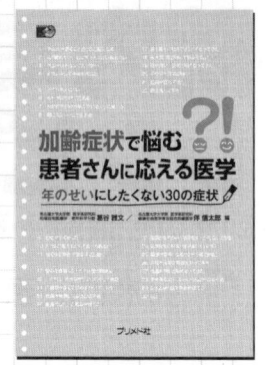

■A5判　177頁
■定価：本体2,800円＋税
■ISBN978-4-938866-56-3

加齢の症状で悩んでいる患者さんは、実はたくさんいます。

はじめは，老眼だった。老眼鏡を買ったとき「これでとうとう年寄りの仲間入りか…」と落胆したものだった。それから，記憶力が衰え始め，「あれ」「これ」としか名前を思い出せない。駅の階段をさっそうと駆け下りるイメージはあっても足が思い通りには動かず情けない。尿が近いので高速道路で渋滞に巻き込まれたときは恐怖だ。五十肩を発症したとき，「いずれは治る」と言われても，その痛みは耐え難かった。出された薬が大きくて飲み下せずに，のどにつっかえる。若いときはそんなことなかったのに……。年をとれば，煩わしい症状がいっぱい出てくる。でも「年のせいだから仕方がない」で済ませたくない。どうせなら，治せる症状なら治したいし，治せない症状ならやり過ごせる工夫をして前向きに過ごしたい。　　（壮年のある患者の経験から）

内容

1. 物忘れが多くてときどき心配になる
2. よく眠れない，気にするとよけい眠れない
3. 気分がはれないことが多い
4. めまいがして不安を感じた
5. 近くが見えにくい
6. ものがぼやけて見える
7. 目の前を何かが飛んでいるように見える
8. 聞こえにくいことがある
9. むせやすくなった
10. どうもご飯をおいしく食べられない
11. 歯ぐきが腫れて歯がすこし動く
12. 髪の毛が薄くなった／白髪が増えた
13. シミやほくろが目立つようになってきた
14. 皮膚がかゆくて思わずかいてしまう
15. 皮膚が乾燥してかさかさする
16. 皮膚のシワ，タルミが増えた
17. 暑さ寒さに対応できにくくなってきた
18. 五十肩？肩が痛くて動かせない
19. 腰が痛い，姿勢が悪くなってきた
20. 手や足の関節が痛い
21. 筋肉が落ちてきた
22. 最近太ってきた
23. 尿が我慢できない／排尿後すっきりしない（男性）
24. 尿が我慢できない／尿が漏れる（女性）
25. 陰部がかゆくなるときがある（女性）
26. 月経の周期と量が変わってきた
27. 性器の潤いがなくなってきた
28. 更年期なのか，いらいらしたりのぼせる
29. なんとなく顔や身体がほてる
30. ED

PRIMED
for Primary-care Medicine
株式会社プリメド社

〒532-0003　大阪市淀川区宮原4-4-63　新大阪千代田ビル別館
TEL.(06)6393-7727　　FAX.(06)6393-7786
URL　http://www.primed.co.jp